AF457905

NOTIONS

DE

TRAITEMENT MANUEL

Leçons de Massothérapie et de Kinésithérapie

FAITES

[d]ans le service de M. le Professeur GILBERT

à l'hôpital Broussais (1903)

PAR

Le Dr de FRUMERIE

DE LA FACULTÉ DE MÉDECINE DE PARIS

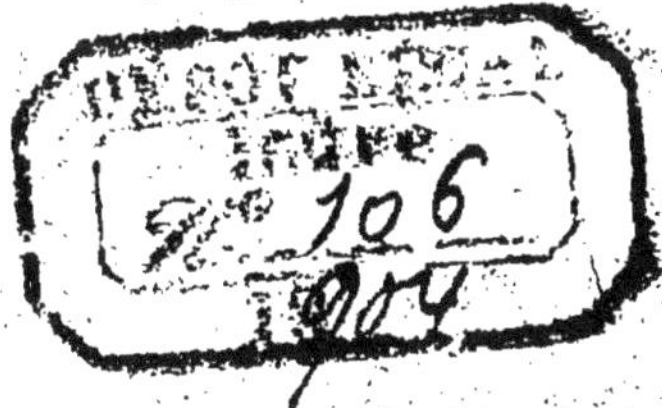

PARIS (VIe)

VIGOT FRÈRES, ÉDITEURS

23, Place de l'École-de-Médecine, 23

1904

T7e 418

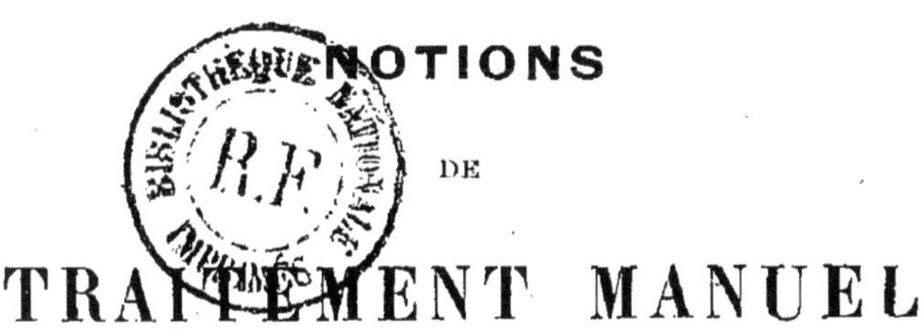

NOTIONS

DE

TRAITEMENT MANUEL

(MASSOTHÉRAPIE ET KINÉSITHÉRAPIE)

T e 7 418

NOTIONS

DE

TRAITEMENT MANUEL

BIBLIOTHÈQUE NATIONALE R.F. IMPRIMÉS

Leçons de Massothérapie et de Kinésithérapie

FAITES

dans le service de M. le Professeur GILBERT
à l'hôpital Broussais (1903)

PAR

Le Dr de FRUMERIE
DE LA FACULTÉ DE MÉDECINE DE PARIS

PARIS (VIe)
VIGOT FRÈRES, ÉDITEURS
23, Place de l'École-de-Médecine, 23

1904

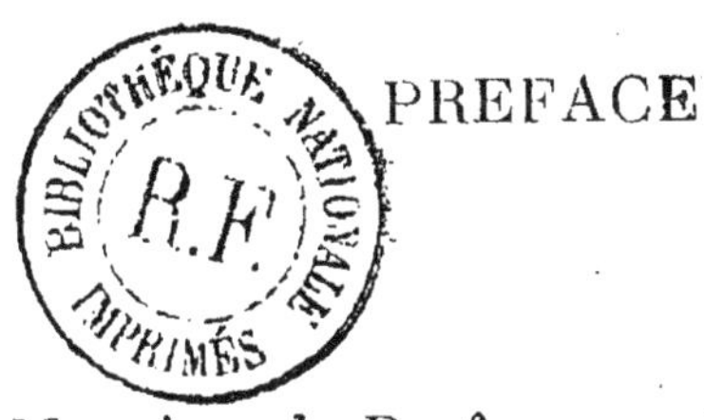

PREFACE

Monsieur le Professeur, Messieurs,

Pour répondre dans la mesure de mes forces à l'attente de mon cher Maître, qui m'a confié le soin de vous faire une série de leçons sur la massothérapie, je crois devoir vous exposer d'abord le plan d'après lequel je compte traiter cette branche de la thérapeutique moderne.

Je tâcherai, en douze leçons, de vous donner un aperçu du massage considéré dans son ensemble, et tel qu'on doit le comprendre de nos jours.

Aujourd'hui je ne vous donnerai qu'un court historique ; les autres leçons seront organisées de la manière suivante : au début, une brève théorie ; ensuite, des démonstrations pratiques ; à la fin de la leçon, je vous poserai des questions sur les points dont nous nous serons occupés précédemment.

Mais, tout d'abord, je vous demande la permission d'insister sur un point : mes efforts ne sauraient tendre à faire de vous *des masseurs ;* je veux seulement instruire de futurs médecins, afin qu'ils sachent *prescrire*, *contrôler* et *surveiller* l'exécution du traitement manuel.

Ceci dit pour le médecin des grandes villes, où l'on trouve actuellement des masseurs plus ou moins experts dans leur métier. Mais le médecin de campagne ou de village fera bien de chercher à apprendre aussi quelque peu la technique du traitement manuel pour intervenir personnellement quand il le faudra.

Un autre point important à considérer, c'est la durée nécessaire du traitement ; les séances devront-elles être quotidiennes ou conviendra-t-il, au début, de faire deux séances par jour ? Quand pourra-t-on les espacer ? Il est indispensable que le médecin soit en mesure de résoudre ce problème en connaissance de cause.

Que l'on ne m'accuse pas d'exagérer la multiplicité des indications du traitement manuel en prononçant ce qui suit.

Ce traitement est, malheureusement, si peu connu des médecins en général, *qu'ils n'ont recours à lui que trop tard,* quand tous les autres moyens — l'électrisation et l'opothérapie y compris — sont épuisés. Et, à cette période de la maladie, on lui demande très souvent un concours qui est au-dessus de ses moyens et qui exigerait, en réalité, plus de temps que le malade et quelquefois même le médecin ne sont disposés à lui accorder. La faute de l'insuccès n'incombe pas alors au massage mais aux conditions qui en rendent l'application impossible.

— Un auteur autrichien, le Dr *Bum*, a dit : « Une erreur largement répandue et artificiellement entretenue, c'est que la technique du massage est difficile à apprendre. Celui qui sait penser anatomiquement et pathologiquement et dont l'esprit connaît le but du traitement manuel, n'a pas même besoin d'apprentissage. Voilà pourquoi le nombre des médecins-masseurs autodidactes est, en réalité plus grand qu'on ne le croit généralement ». Le médecin, n'aurait, d'après lui, besoin que d'une légère direction pratique. Ceci serait vrai si chaque médecin avait une main apte à cette pratique, mais ce cas étant exceptionnel, c'est Bum qui est dans l'erreur.

Il ne suffit pas en effet, comme on le croit généralement, de posséder des connaissances médicales générales pour être un bon masseur. Le médecin, en général, ne se fait pas une idée juste du massage ; et la chose est bien naturelle. Le massage, même dans les grands centres de civilisation, n'a guère été exécuté que par des empiriques, aussi hardis qu'ignorants. En ce moment, à Paris, si j'excepte un petit nombre de médecins qui font du massage scientifique, les autres sont dénués d'études spéciales sérieuses. *Le masseur de l'avenir doit être un mèdecin-spécialiste.*

Par comparaison il faut vous dire qu'en *Allemagne*, en *Autriche* et en *Italie*, on a déjà institué dans les Facultés de médecine l'enseignement de la massothérapie.

En Suède, l'Etat possède, depuis près d'un siècle, deux institutions appelées : l'Institut central de gymnastique (1813), et l'Institut de gymnastique orthopédique (1827).

— On me dira, peut-être, que ce n'est pas travailler dans ce sens, que de chercher à vulgariser le traitement manuel par des publications et des conférences publiques. Sans doute, mais à l'heure actuelle, il faut agir de la sorte. Le nombre d'hommes qui savent masser est trop restreint, et il vaut certainement mieux apprendre quelque chose à toute la troupe des masseurs et des masseuses que de les laisser travailler en pleine ignorance. Il y en aura toujours assez qui, dédaigneux des études, resteront satisfaits d'un vague apprentissage dans un cours quelconque.

Voici bientôt dix ans que je contribue pour

ma part à enseigner dans les hôpitaux de Paris un massage, fondé sur une étude raisonnée et scientifique. J'en fais 48 heures chaque année dans les quatre Ecoles d'infirmiers et infirmières des hôpitaux de Paris, et une série de leçons aux élèves sages-femmes à la Maternité, avec de nombreuses démonstrations pratiques. Mais jusqu'ici, je n'ai pu me rapprocher qu'exceptionnellement des étudiants en médecine et des médecins. Sans mon cher Maître, M. le Professeur Gilbert, plusieurs années se fussent sans doute encore écoulées, sans que la glace fût rompue. Je lui en exprime donc ma plus profonde reconnaissance.

J'ai essayé, jusqu'à présent, de substituer aux empiriques inconscients et dangereux des masseurs et masseuses habiles et capables d'exécuter avec intelligence les prescriptions des médecins traitants. Mon maître me rend aujourd'hui possible *l'enseignement du médecin,* qui doit étudier le massage au même titre que les autres branches de la thérapeutique.

Il faut bien que le médecin, tout le premier, y connaisse quelque chose, car malheureusement la plupart des personnes qui s'occupent de massage sont littéralement dangereuses pour la santé des patients, et doivent être surveillées de très près par le praticien qui leur confie un client. Accordez-moi quelques minutes et vous me donnerez raison !

Je ne parle évidemment pas du nombre restreint de médecins qui font un massage sérieux et honnête ; mais il y en a d'autres. Il ne suffit pas d'être né en Suède, ni d'avoir passé quelques semaines à Stockholm pour passer maître en fait de massage.

L'on trouve, de plus, à Paris, des médecins exotiques qui font du massage et qui seraient aussi embarrassés de vous dire pourquoi ils massent que de vous nommer l'université où ils ont gagné leur diplôme de docteur.

Passons aux masseurs et masseuses diplômés (1). Ce sont d'abord des Suédois de Suède, qui ont fait de véritables études. Ceux-là savent généralement leur métier, et le seul danger qu'ils présentent, c'est d'être trop entreprenants, de vouloir tout guérir. Ils ont, par conséquent, absolument besoin d'être guidés et surveillés *par un médecin qui comprenne le massage* et qui n'ignore pas que c'est une arme à deux tranchants. Leurs connaissances en anatomie, en physiologie et en pathologie sont beaucoup trop superficielles pour qu'on puisse les laisser soigner seuls *un vrai malade.*

(1) Leur titre officiel est : « médecin-gymnaste ».

Et le pis est que leurs professeurs leur ont trop fait attendre de miracles de leur savoir en matière de massage ; c'est une branche de la thérapeutique dont ils exagèrent volontiers l'emploi, de par la tendance naturelle à quiconque se passionne pour un sujet d'étude.

Mais la Suède importe en France d'autres individus tout à fait ignares en fait de massage. Il en est qui ont suivi « un cours particulier » ou pas de cours du tout ; qui ont été massés ou qui ont vu masser, et dont la qualité de suédois est le seul titre pour exploiter une branche de la thérapeutique, trop dédaignée par les médecins, qui s'inquiètent fort peu d'en éloigner les charlatans. On ne doit pas se laisser prendre à ces titres peu sérieux de Docteur, Directeur (Dr!), Professeur ! « diplômé de Stockholm », « diplômé des Hôpitaux de Paris », etc.

Je me rappelle un de ces industriels, qui me répondait, quand je lui demandais ce qu'il ferait dans un cas donné : « Je rentrerai chez moi regarder dans mes bouquins avant de masser. » *(Sic !)*

Je passe sur les gens qui, sans être suédois, trouvent avantageux d'en prendre le titre et qui n'ont guère de commun avec les précédents que l'ignorance.

Mais, il y a certains cours de massage, où

l'on délivre plus volontiers un diplôme à l'argent qu'au talent. Et il y a malheureusement même des médecins qui délivrent à vil prix un diplôme de massage, au grand préjudice des masseurs sérieux, qui sont ainsi discrédités.

D'ailleurs, je dois dire que la plupart des masseurs et des masseuses ne se donnent pas même la peine d'acheter de tels diplômes ; ils massent tous venants sans même pareille estampille ! Il ne suffit nullement de frictionner, de frotter un peu, pour obtenir des résultats prompts et durables. Combien de fois n'entendez-vous pas dire : « le massage n'a rien fait ! » Pourquoi ? Parce qu'il a été fait par des mains insuffisamment expérimentées, guidées par un cerveau trop peu cultivé.

Durant mon premier séjour dans les hôpitaux, on me disait souvent : « Faites-donc un peu de massage, cela ne fera pas de mal ! » Mot très caractéristique pour montrer comment fut considéré le massage.

On ne s'étonne plus que la massothérapie, devenue suspecte, ne triomphe qu'avec peine des défiances du monde médical. Le médecin y a bien sa part de responsabilité, puisqu'il emploie souvent ces faiseurs de frictions, sans se rendre compte de ce qu'ils savent.

C'en est assez sur ce point, mais je tenais à l'aborder devant un auditoire de futurs médecins.

DIVISION DES MATIÈRES

On se sert en France du mot *massage* pour désigner tout à la fois LA MASSOTHÉRAPIE et LA GYMNASTIQUE MÉDICALE (1). En réalité, voici ce qu'englobe ce procédé :

DES AGENTS PHYSIQUES
EN THÉRAPEUTIQUE

Aéro- et hydro-thérapie	Traitement manuel	Electro-thérapie et photo-thérapie

Massothérapie	Gymnastique médicale (manuelle (2) et mécanique) (3)

(1) Les autres formes de gymnastique sont :
La gymnastique pédagogique, la gymnastique militaire, la gymnastique orthopédique, la gymnastique de chambre et la gymnastique esthétique.

(2) Kinésithérapie.

(3) Mécanothérapie.

HISTORIQUE

Le massage est vieux comme le monde. Il nous est venu de l'Orient ; les Chinois, les Egyptiens, les Grecs, et les Romains l'ont pratiqué dans leurs Thermes. On discute encore sur le point de savoir où il a pris naissance.

Son grand rénovateur a été *Mezger*, né à Bonn (Prusse-Rhénane) ; sa thèse d'Amsterdam porte sur « l'entorse traitée par le massage », 1868 ; il a été, de nos jours, ce qu'a été *Prodicos*, à Rome, au siècle d'Auguste. Les élèves, qu'il a formés à Amsterdam, il y a à peu près trente ans, médecins scandinaves et allemands, ont fait connaître et ont mis en système cette thérapeutique (1). Auparavant, elle était le domaine préféré des rebouteurs qui en retiraient

(1) Parmi les premiers vulgarisateurs et systématiseurs de massage, il faut signaler : le français *Estradère* (Thèse, Paris 1863) et l'allemand *v. Mosengeil*, car Mezger, lui-même, n'a presque rien écrit sur le massage.

des succès, souvent mérités, à une époque où le médecin dédaignait de traiter des entorses autrement que par l'alitement. Telle est, en effet, l'efficacité du massage que, même mal pratiqué, il guérissait mieux que les procédés d'immobilisation. Pour être juste, il faut aussi avouer que le rebouteur avait quelquefois plus de doigté et d'adresse que le médecin, grâce à l'expérience acquise de père en fils ; il avait aussi l'avantage de voir le malade tout de suite après l'accident.

La gymnastique médicale est, au contraire, suédoise ; elle a été mise en système par *Ling* (un empirique, comme également l'inventeur du massage gynécologique, *Thure Brandt*) au commencement du siècle dernier (1776-1839). On a voulu dénier à Ling sa priorité d'après certains « tours de force » décrits par un ancien auteur chinois (*Cong-Fou*, 2698 avant notre ère) (1) ; je ne sais ce que valait le docte Cong-Fou, mais ce qui est certain, c'est que l'épithète de massage *hollandais* est moins justifiée que celle de *suédoise* pour la gymnastique rationnelle.

Ce n'est cependant que récemment que (*af Kleen*, le premier, Stockholm, 1888), a étudié

(1) *Hippocrate*, le père de la médecine, a dit, 460 ans avant notre ère : « le massage est capable d'assouplir une articulation ankylosée et de rendre solide celle qui est disloquée. »

sérieusement l'effet physiologique du traitement manuel ; avant lui, on massait à tort et à travers, sans se demander pourquoi on massait, et ce que l'on voulait obtenir des manipulations.

Prôner le massage comme une panacée excluant tout autre moyen thérapeutique, ce serait légitimer les préventions dont il est encore souvent l'objet et commettre la même erreur que les électrothérapeutes à outrance commettaient il y a une quinzaine d'années. L'électrothérapie a repris un ton raisonnable et sa bonne place dans l'arsenal thérapeutique. Espérons que le massage, n'ayant pas commis la même erreur, mettra moins de temps à se faire sa place légitime.

Il y a des cas où le massage scientifique est, certainement, le traitement de choix, celui qui amène le plus vite la guérison, et qui guérit dans des circonstances dans lesquelles tout autre traitement est impuissant. D'autres fois, il ne peut que soulager ; d'autres fois, enfin, il ne fait ni bien, ni mal. Même il peut être contre-indiqué, et ce sont ces cas qu'il importe de bien signaler.

Le massage n'est pas né du raisonnement ; il est une pratique empirique, naturelle à l'homme et même aux animaux. Le chien qui lèche sa patte blessée fait, en effet, du massage, et l'homme qui, à son réveil, se frotte les yeux, s'étire, ne fait qu'activer par des mouvements la circulation dans ses yeux appesantis et congestionnés, ses paupières lourdes, et ses muscles, engourdis par un repos prolongé ou surmenés par le travail. Le lavage peut même être considéré comme un genre de massage de la peau en même temps qu'il la débarrasse des cellules épithéliales desquamées, mêlées aux produits de sécrétion des glandes sébacées et sudoripares.

LE MASSAGE

Indications et contre-indications.

Voyons à présent quelles sont les indications et les contre-indications du traitement manuel.

Les indications sont basées sur ce que le massage réalise :

1° Un *effet déplêteur* sur les veines et les lymphatiques ;

2° Un *effet anesthésiant* et de *résorption*, surtout utilisé dans les affections inflammatoires et traumatiques de l'appareil locomoteur et pour augmenter les échanges des matériaux ;

3° Un effet sur *la musculature* (muscles striés et lisses) ; en la renforçant il activera également la circulation périphérique ;

4° Une excitation mécanique sur le *système nerveux périphérique* (nerfs sensitifs et moteurs et leurs terminaisons cutanées), sur les *nerfs vaso-moteurs et sécréteurs* et l'effet indirect, très probable, sur les *centres nerveux ;*

5° La dissociation des *cicatrices* et des *adhérences*.

On se sert, par conséquent du massage dans les maladies :

a) Des *muscles* (contracture, rupture, atrophie, contusion, myalgie, etc.) ;

b) Des *os* et des *articulations* (fractures, raideurs articulaires, arthrites, hydarthrose, synovites, entorses, luxations, rhumatisme articulaire chronique et périarticulaire, etc.) ;

c) De la *circulation* (asthénie cardio-vasculaire, hémorrhoïdes, varices, etc.) ;

d) De la *respiration* (bronchite, asthme, emphysème, suites de pneumonie et de pleurésie, etc.) ;

e) Des *organes abdominaux* (dyspepsie, catarrhes gastrique et intestinal, dilatation de l'estomac, atonie intestinale, ptose, constipation, diarrhée, faiblesse de la sangle abdominale, etc.);

f) *Constitutionnelles* (anémie, obésité, scrofule, goutte, certains diabètes, néphrites et affections hépatiques, etc.) ;

g) Du *système nerveux* (névralgies, névroses, tics, paralysies, insomnie, etc.) ;

h) De la *colonne vertébrale* (scoliose, cyphose,

lordose, etc.), c'est-à-dire dans le ressort de l'orthopédie ;

i) Des *organes génitaux de la femme.*

Les contre-indications.

1) Les contre-indications *absolues* sont :

Les infections locales ;

La thrombose veineuse (phlébite) avant l'organisation certaine et complète du caillot ;

Les néoplasmes malins ;

Les maladies infectieuses ;

Les affections graves du cœur et des vaisseaux ;

Les états fébriles qui réclament le repos absolu.

On comprend facilement que le massage ne peut faire rien de bon dans un cas d'infection où le microbe et ses produits, les toxines, seraient, au contraire, par le traitement manuel, dispersés dans la circulation générale.

2o Les contre-indications *relatives* sont :

La plupart des dermatoses (1) ;

Les corps étrangers dans la région à masser;

La fausse ankylose ;

Certaines fractures diaphysaires et luxations récentes ;

(1) Un de mes confrères, le Dr *Beauchef*, vient de faire (Paris, 1902) sa thèse sur : *Le Massage thérapeutique cutané (son action physiologique, ses indications et son emploi).*

La grossesse ;

Les grands kystes de l'ovaire ;

L'hydronéphrose et la lithiase rénale, vésicale et biliaire ;

Les hernies et certaines éventrations ;

Certains cas de lésions vasculaires où la tension, déjà trop forte, augmenterait par le massage (dernier stade de l'artério-sclérose, entre autres) ;

Les désordres circulatoires graves ;

L'hémophilie ;

Certains cas de diabète.

— Le médecin, soucieux de l'honneur de son métier, doit faire tout son possible pour tracer une limite nettement tranchée entre :

Le massage général, qui est du ressort du massage ordinaire, et *le massage local*, le plus souvent purement *médical*, qui ne devrait jamais être confié qu'à un médecin qui a étudié et qui sait lui-même pratiquer le traitement manuel. Il faut, en effet, se méfier des médecins qui ont des masseurs vulgaires qui travaillent « sous leurs ordres », comme on dit.

Costume du sujet

Enlevez, avant la séance, tous les effets qui serrent : vêtements de dessous, cordons et rubans (jarretières) qui entourent les extrémités ;

vêtements qui serrent le cou, comme les cravates, etc., qui empêchent la circulation du sang et spécialement la circulation descendante du crâne.

Attitude du malade et de l'opérateur

Le malade doit être placé dans une attitude favorable au relâchement des tissus, et l'opérateur cherchera une position qui rendra son travail, par lui-même assez fatigant, le plus commode possible.

En soignant les membres on fera attention à ce que les articulations se trouvent dans une attitude intermédiaire entre la flexion et l'extension, afin que la capsule, les ligaments et les muscles ne soient pas distendus. Pour obtenir cet état, il faut pour :

a) *L'épaule*, que le bras soit en moyenne abduction, soutenu et porté successivement un peu en avant, en dehors et en arrière ;

b) *Le coude*, qu'il soit légèrement fléchi, et l'avant-bras mis en légère pronation ;

c) *Le poignet*, que la main soit dirigée tout droit en avant, sans être ni fléchie, ni fortement tendue, ni mise en ab- ou en adduction forcée ;

d) *La hanche*, que la cuisse soit fléchie à 120° et mise en légère abduction et rotation en dehors ;

e) *Le genou* soit légèrement fléchi ;

f) *Le coup-de-pied* soit légèrement tendu.

Si le sujet est assis, l'opérateur restera assis ou debout devant ou derrière lui, pour traiter la tête, le cou et le bras ; pour la nuque le sujet se placera de préférence à califourchon sur une chaise, sur le dossier de laquelle il placera ses avant-bras. Pour bien pétrir l'avant-bras et la main, l'opérateur met entre le sujet et lui une table, sur laquelle il placera le membre malade, soutenu sur un coussin ou sur un tapis épais.

L'attitude assise et vis-à-vis du sujet sert également pour le traitement du pied et de la jambe, le sujet mettant son talon sur la cuisse de l'opérateur ou bien dans une de ses mains.

Pour le traitement des autres parties du corps, la meilleure position du sujet est la position couchée (décubitus dorsal, abdominal ou latéral). Que l'opérateur soit debout ou assis, il lui faudra veiller à ce que la proportion de hauteur entre lui et le sujet soit telle qu'il ne « se casse pas les reins ». Le meuble sur lequel repose le sujet doit être ferme, afin qu'il ne s'y enfonce pas, sans être trop dur cependant.

Pour le *massage abdominal*, on place le sujet dans le décubitus dorsal, la partie supérieure du corps légèrement soulevée, les bras le long du corps, les genoux fléchis et écartés et les pieds appuyés pour ne pas glisser; l'opérateur se met à droite du sujet et l'invite à respirer librement et à ne pas se raidir.

Force à employer

La force d'exécution du massage dépend de la nature de l'affection et de l'individualité du sujet.

Un épanchement sanguin articulaire exige une intervention douce et superficielle.

Un exsudat ou une extravasation organisée demande nécessairement des manipulations plus dures et plus profondes.

En voulant influencer des organes, entourés par des masses musculaires épaisses, il faut évidemment aussi développer plus de force que pour les organes superficiels qui ne sont recouverts que par la peau.

Un individu fort et bien nourri doit être massé plus énergiquement qu'un sujet maigre, un enfant ou un vieillard.

Les organes internes (rein, foie, rate, intestin, organes génitaux) exigent une douceur tout à fait exceptionnelle.

Mais, même quand le massage doit être fort, il ne faut pas intervenir brusquement ou brutalement — il faut « amorcer » l'endroit à traiter — et ne jamais rester trop longtemps à la même place, ni toujours exercer la même pression, pour épargner au malade des sensations désagréables ou douloureuses.

Effet immédiat du traitement manuel

L'indice que le traitement manuel et tout particulièrement le massage général est efficace c'est que le sujet sent une chaleur bienfaisante se produire à l'endroit où s'opère le massage, chaleur à laquelle succède bientôt après une fraîcheur extrêmement agréable qui descend le long du corps et des membres. Cette sensation éprouvée par le patient est la preuve que le traitement lui est profitable ; et, si elle tarde à se produire, cela dépend de ce que le sujet s'est roidi ou bien que son système nerveux est mal équilibré.

C'est dans la partie supérieure du dos que se manifeste le plus rapidement — quelquefois pendant la première séance — cette sensation de fraîcheur (domaine du nerf spinal). Il ne faut pas la confondre avec une sensation plutôt désagréable qui affecte souvent au début de la cure les sujets très nerveux, sensation qui donne l'illusion de gouttelettes d'eau fraîche qui tomberaient en jet d'eau le long de la colonne vertébrale.

Manipulations

Mais, j'arrive aux manipulations dont doit se servir le masseur.

1° *Effleurage* (ordinaire, profond et avec le dos de la main) ;

2° *Pétrissage* (pour les tissus couverts par une forte aponévrose et pour la peau : le « pétrissage pinçant » ; contre les douleurs fulgurantes dans le tabes : « compression prolongée à pleines mains »; dans le massage abdominal et quelquefois pour les membres : « foulage »; pour la destruction des panniculités dans le tissu conjonctif sous-cutané : « pétrissage glissant »);

3° *Ecrasement* (1) (pour les nerfs : « compression ») ;

4° *Tapotement* (frappement, claquement et pour le cuir chevelu, « percussion pointée ») ;

5° *Tremblement* et *vibration.*

Il est bien difficile de préciser où une mani-

(1) Appelé aussi « friction », mot qui doit être réservé aux opérations du garçon de bain, du valet et de la femme de chambre.

pulation finit et où l'autre commence — c'est même une faute de chercher cette limite, parce qu'une manipulation doit se confondre avec l'autre. On peut prétendre, cependant, qu'il y a des cas où telle ou telle manipulation est celle de choix.

L'effet mécanique et dynamique des différentes manipulations est dépendant de l'endroit et des circonstances dans lesquelles on les applique. Ainsi, par exemple :

Dans le massage du *cou*, c'est l'effleurage qui amène la déplétion des vaisseaux ;

Dans le massage de *l'abdomen*, ce sont les vibrations dont l'effet sur les muscles à fibres striées et lisses et les nerfs vaso-moteurs et sécréteurs est actuellement indiscuté ;

Dans le massage des *extrémités* et tout particulièrement de leurs *articulations*, l'effleurage et l'écrasement servent pour activer la résorption des produits inflammatoires et des épanchements séreux ou sanguins ; les mouvements raisonnés contre les raideurs articulaires ; le pétrissage et le tapotement pour renforcer la musculature ; les vibrations pour le traitement de l'élément nerveux.

Vous voyez donc que l'on se sert souvent de vibrations dans le massage. Mais « le massage vibratoire » est trop souvent employé à l'aveuglette par des gens qui n'y comprennent pas grand'chose et qui trouvent plus commode de vibrer avec un instrument que de faire les manipulations avec leurs mains.

1. Effleurage

On effleure, en laissant la main entière ou la pulpe d'un ou de plusieurs doigts, selon l'axe de l'endroit à masser, s'appliquer sur la peau et suivre les reliefs de l'endroit; l'autre main doit succèder à la première avant qu'elle n'ait quitté le contact de la peau.

Quand on le peut, on doit se servir de ses dix doigts et pas seulement de ses pouces ; précepte important, parce qu'on gagne du temps et qu'on se fatigue moins. Pour les parties menues, comme les petits muscles de la main, les gaines des tendons, etc., on ne se sert naturellement et nécessairement que des pulpes digitales.

L'effleurage peut être superficiel ou profond. On commence toujours superficiellement et la pression n'augmente que graduellement, atteint son maximum et diminue de nouveau avant de cesser.

Chaque séance de massage doit commencer et finir par un effleurage (1).

Pour les faisceaux musculaires recouverts par une aponévrose résistante, l'effleurage ordinaire avec la paume de la main et les pulpes des doigts ne suffit pas. Il faut une action plus énergique, que l'on obtient avec le dos des articulations phalango-phalanginiennes, la main étant fermée ou bien avec le talon de la main et surtout de l'éminence thénar. J'appelle cet effleurage, *effleurage avec le dos de la main.*

L'effleurage se fait dans la direction centripète ou centrifuge, selon que le but du traitement est de *stimuler* ou de *calmer*, ce dont l'opérateur doit toujours bien se rendre compte avant d'entreprendre un malade.

Cette manipulation sert surtout pour la peau, le tissu conjonctif sous-cutané et les organes y contenus. Exécutée profondément elle sert aussi à faire l'expression des lymphatiques profonds, situés dans les interstices des groupes musculaires, et elle devrait, par conséquent, dans ce cas, être dirigée vers leur cœur, c'est-à-dire leurs ganglions (*Berne* l'a appelée, à juste titre, « expression profonde »).

(1) Exception : quelques cas d'affections nerveuses, avec hyperesthésie.

2. Pétrissage

Le pétrissage s'exécute avec tous les doigts ou avec les trois premiers doigts des deux mains — « pétrissage pinçant » — transversalement ou bien en suivant la direction longitudinale des fibres musculaires. Les mouvements des mains ressemblent au travail du boulanger, pétrissant sa pâte, et ils se font toujours dans le sens centripète.

On place ses doigts suivant une direction oblique par rapport aux faisceaux musculaires. La main initiale agit profondément, comme si elle voulait enlever les chairs de l'os et se meut en zigzag ; la main qui suit fait le vide dans les vaisseaux du muscle. Le mouvement est exécuté par l'épaule de l'opérateur et non par son coude.

Cette manipulation est surtout destinée aux *muscles* et aux *parties molles*, pour les débarrasser des liquides, sans endommager leurs éléments. Il excite la contraction des faisceaux musculaires et ainsi les fortifie.

Le pétrissage de la peau se fait par « pétrissage pinçant » et « foulage du pli cutané », saisi entre le pouce et l'index ; le pétrissage du tissu conjonctif par « pétrissage glissant ».

Contre les douleurs fulgurantes dans le tabes on se sert avantageusement, d'après mon expérience, de « compression prolongée à pleines mains », ce qui est aussi à ranger parmi les modes de pétrissage.

Le foulage, dont on se sert pour certains muscles et, en particulier, pour les membres, peut être considéré comme une variante du pétrissage. Il sert aussi en massage abdominal pour le paquet intestinal tout entier, et la sangle abdominale, travaillés transversalement.

La nature différente des téguments des diverses régions demande quelque diversité dans la façon de pétrir. En effet, on ne peut pas pétrir les gros muscles d'un adulte de la même façon que ceux d'un enfant ; ni un groupe musculaire atrophié de la même manière que des muscles sains mais surmenés ; la musculature du dos et de l'abdomen demande un traitement par pétrissage qui diffère de celui qu'on applique aux membres. Voilà la raison d'être des différents modes de pétrissage.

3. Écrasement

Cette manipulation s'exécute avec la pulpe des pouces et des autres doigts, avec le talon de la main ou avec la partie inférieure du bord cubital de l'avant-bras (dont on se sert également dans « l'effleurage profond »), en décrivant de petits cercles ou des ellipses. *Berne* a appelé cette manipulation « pression ». « L'éclatement », dont il se sert contre les kystes synoviaux et l'hydarthrose (du genou) n'est autre chose qu'un « écrasement violent ».

On écrase avec une main ce que l'on veut transporter vers le centre avec l'autre. Par cette manipulation on écrase ou diminue les produits pathologiques (les indurations dans les différents tissus (panniculites, myites et aponévrosites), épaississements dans les gaines ou dans les capsules articulaires), on facilite leur résorption et on détruit les adhérences ; voilà pourquoi la manipulation mérite son nom. Cette manipulation est donc une combinaison du pétrissage et de l'effleurage, car la première main pétrit, tandis que la seconde effleure profondément. La main ne glisse point sur la peau, mais l'applique sur les plans sous-jacents.

Aussi, pendant l'écrasement, les mouvements de l'opérateur partent de son épaule, bien que son coude et son poignet soient moins raides que pendant le pétrissage.

La compression des nerfs, que l'on emploie dans le traitement des névralgies et spécialement celles de la tête, est une variante de l'écrasement et se fait contre un fond dur, osseux ; on l'exécute avantageusement avec le dos des ongles ou le dos de l'ongle de l'index, le doigt étant appuyé par le pouce pour plus de précision et de force dans le mouvement. Au Japon, pour l'écrasement, le prestidigitateur, qui fait aussi le métier de masseur (!) — très apprécié, du reste, par tout le monde, — se sert d'un engin en bois renfermant une petite boule mobile, également en bois dur, à l'aide de laquelle il frotte le cuir chevelu pour calmer les névralgies de la tête.

L'écrasement sert contre les épanchements séreux et sanguins, les exsudats, c'est-à-dire spécialement dans les affections articulaires et les œdèmes.

4. Tapotement

Cette manipulation peut être superficielle ou profonde ; dans le premier cas, elle influence surtout la peau et les tissus superficiels ; dans le second, elle agit dans la profondeur.

Dans le tapotement superficiel, l'opérateur écarte bien ses doigts et les laisse retomber, par petits coups saccadés, sur la région malade, en cherchant à ce que le mouvement des poignets soit le plus élastique possible, que les coudes ne bougent pas et moins encore les épaules. Pendant ce tapotement le dos des quatre derniers doigts frappe en coups de fouet la partie malade.

Le tapotement profond s'exécute avec le même mouvement des mains, mais les doigts tombent perpendiculairement et l'un sur l'autre sur la région, que touche alors directement le bord cubital de la main seulement.

Les pouces n'agissent donc pas pendant le tapotement.

Les manipulations similaires, frappement et claquement, servent pour les régions fortement musclées, comme la région fessière ; « la percussion pointée, » qu'il ne faut pas confondre avec la manipulation que Berne décrit sous le même nom, sert pour le cuir chevelu.

Le tapotement est efficace contre l'atrophie musculaire ; il sert aussi dans les névroses pour diminuer la sensibilité des nerfs et dans les névralgies pour anesthésier la région douloureuse.

5. Tremblement et vibration

Ces manipulations s'exécutent avec la pulpe d'un ou de plusieurs doigts, avec le talon de la main ou avec la main entière (sur l'abdomen et le cœur). La vibration peut encore être faite avec l'ongle de l'index ou de plusieurs doigts (pour les nerfs de la tête et spécialement du cuir chevelu), mais guère avec le pouce.

Ces manipulations agissent sur les organes mous, par leur action tendante et pressante. C'est la manipulation de choix pour les nerfs et, selon l'intensité de la pression, elle agit d'une façon calmante ou stimulante. Mais, on s'en sert aussi pour d'autres tissus et, de nos jours, on est disposé à exagérer son champ d'action. Elle produit une activation de la circulation capillaire et lymphatique (*Zander*) et une élévation de la tension artérielle (*Tschigajew*).

Je ne sais pas si c'est *Thure Brandt* ou *Kellgren* qui a décrit le premier cette manipulation; mais ce qui est sûr, c'est que *Kellgren* a promulgué le *massage vibratoire*, qui menace de nos jours d'étouffer les autres manipulations du traitement manuel. On veut tout faire vibrer ! Et beaucoup de gens qui se disent masseurs sont non seulement ignorants, mais aussi paresseux, et ils ne demandent pas mieux que de promener un instrument, mis en mouvement par une force extérieure à eux, et de passer les appliques ça et là sur la peau de la région douloureuse. Cela manifeste moins leur ignorance du trajet des nerfs que s'il leur fallait le suivre avec le doigt.

Kellgren, lui-même, ne se sert que de ses mains pour exécuter les vibrations.

L'opérateur, qui exécute les vibrations, tient son bras immobile, l'avant-bras à angle droit et le poignet raidi, de façon à obtenir un raidissement en quelque sorte tétanique des muscles de son membre supérieur.

La vibration et le tremblement sont les manipulations spécialement destinées aux nerfs, qu'elles stimulent ou calment, selon leur mode d'exécution ; elles rendent aussi des services importants dans le traitement de l'intestin, du cœur, du foie, etc.

Ces manipulations, les plus difficiles à apprendre et les plus fatigantes, sont dangereuses pour le cœur de l'opérateur (le tapotement surtout), s'il n'apprend pas à bien respirer pendant leur exécution.

Elles peuvent être exécutées au moyen d'instruments, les vibrateurs. Ces instruments, dont les meilleurs sont ceux de *Liedbeck* et de *Carlsson*, de Stockholm, sont actionnés à la main, par une pédale, une roue de transmission ou bien par l'électricité ; ils donnent jusqu'à 2.000 vibrations par minute. On peut, dans le vibrateur, introduire différents « contacts » et leurs courses peuvent être réglées entre un millimètre et un centimètre, à volonté.

— Le massage n'est, cependant, qu'une partie du traitement manuel ; l'autre s'appelle *la gymnastique médicale.*

Des mouvements dont se sert la kinésithérapie — en tout plus de 2.800 combinaisons différentes — je ne vous donnerai qu'une idée, en vous faisant la description du traitement de différents états maladifs.

— En étudiant l'effet physiologique du massage, il importe de considérer :

1° L'effet *local* ou mécanique,

2° L'effet *général*, réflexe ou dynamique.

Le premier est assez bien étudié de nos jours, le second n'est guère expliqué jusqu'ici que par des hypothèses. Un bon exemple de cet effet, c'est l'effet du massage abdominal sur le cœur.

Quand on considère l'effet physiologique du massage en général, sans distinguer l'effet des différentes manipulations, on peut y reconnaître :

L'effet *mécanique* ;
l'effet *dynamique* ;
et l'effet *thermique.*

Etudions à présent l'effet de chaque manipulation séparément.

EFFETS PHYSIOLOGIQUES DES DIFFÉRENTES MANIPULATIONS MASSOTHÉRAPEUTIQUES

Effleurage.

1° Il augmente la fonction cutanée par l'ablation mécanique des cellules épithéliales desquamées, mélangées avec les produits de sécrétion des glandes sébacées et sudoripares.

2° Il amène la déplétion des vaisseaux veineux et lymphatiques ; il active la circulation ; il augmente ainsi la nutrition des tissus. L'effet dépléteur est *visible.*

3° Il amène l'anesthésie, en agissant sur les terminaisons nerveuses. Cette influence est *directe* ou *indirecte*, *mécanique* ou *dynamique*. La première est démontrée par la sensation agréable et calmante ou bien stimulante de l'effleurage ; la seconde, on la présume, car cette manipulation diminue l'excitation du système nerveux, même central, sans que l'on soit encore arrivé à en expliquer le mécanisme. Cet effet est *invisible*.

4° Il élève la température cutanée.

Pétrissage.

L'effet ressemble beaucoup à celui d'un courant électrique, mais possède l'avantage énorme sur ce dernier traitement d'être facile à régler et à localiser d'après les besoins.

1° Il excite l'activité musculaire, en augmentant la contractilité des fibres.

2° Il combat l'atrophie, en stimulant les cellules musculaires.

3° Il favorise la circulation et, par conséquent, la nutrition.

4° Il chasse les déchets de fatigue (acide lactique, etc.).

Ecrasement.

1° Il facilite la résorption des produits pathologiques « écrasés », en les charriant par les lymphatiques dans la circulation générale.

2° Il détruit les adhérences pathologiques entre les différents plans, sur lesquels il agit.

Tapotement, tremblement et vibration.

Ils excitent les muscles striés et lisses, ainsi que les nerfs qui les innervent ; les muscles par contraction, les nerfs par augmentation ou par diminution de leur action dynamique. Ce résultat semble s'étendre, non seulement aux terminaisons nerveuses et même aux troncs des nerfs sensitifs, moteurs et mixtes, mais aussi aux nerfs sécréteurs et vaso-moteurs.

Vous voyez donc que le massage a un effet favorable sur :

LA CIRCULATION, LA RESPIRATION, L'INNERVATION, LA DIGESTION, LA NUTRITION ET LA SÉCRÉTION URINAIRE ET AUTRES.

L'effet des deux différentes branches du traitement manuel, la massothérapie et la kinésithérapie, est cependant assez différent, comme nous le voyons dans les lignes qui suivent :

INFLUENCE DU TRAITEMENT MANUEL.

Nous allons étudier cette influence sur :

I. *La circulation* :

a) Le massage, soit superficiel et léger, soit profond et fort, n'agit guère que sur le courant veineux et les lymphatiques, dont les valvules, au moins dans la jeunesse et chez l'adulte, empêchent le retour vers la périphérie, quand on masse dans le sens centripète. La situation profonde des artères les soustrait à l'influence directe du massage ; en outre la vitesse du courant artériel et l'élasticité de la paroi de ces vaisseaux s'opposent au mouvement du sang rouge à contre-sens. L'augmentation de vitesse du courant sanguin artériel par le massage a cependant été constatée par de nombreuses expériences. Mais elle ne pouvait nullement être attribuée à une influence directe sur les vaisseaux artériels, car les artères sont situées trop profondément et le massage se fait, et surtout s'est fait autrefois, toujours vers le cœur.

Il faut donc l'expliquer ainsi, par effet indirect : *le cœur a plus de facilité à lancer le sang artériel vers la périphérie, lorsque le retour au cœur du sang veineux est favorisé.*

La composition du sang varie : le nombre des globules rouges et blancs augmentent par le massage dans la région massée (*Weir-Mitchell*) ; même le nombre des leucocytes polynucléaires du sang augmente (*Ekgren*) pendant le massage général ou abdominal.

Wide se sert de mouvements et de massage, et particulièrement de tapotements du dos, pour élever la tension artérielle et diminuer le nombre des pulsations.

Le muscle cardiaque lui-même est stimulé et

l'on voit son jeu se régulariser et se ralentir quand on traite la région précordiale par l'effleurage, les vibrations et la percussion pointée. *Astley Levin* a observé pendant sa longue pratique que le massage abdominal calme le cœur ; *af Kleen* a dès 1888, dans son « Manuel du massage », étudié cet effet du massage abdominal (rappelez-vous, en outre, l'expérience physiologique classique de *Goltz*). Le même massage diminue le tonus musculaire.

L'effet du massage général par rapport à un travail musculaire assidu a été, jusqu'à présent, différemment jugé. En effet, la littérature médicale contient sous ce rapport des opinions diamétralement opposées. Il semble, cependant, juste de prétendre, comme l'a fait *Weiss*, que : *pendant* un fort massage général ou un travail musculaire assidu la tension artérielle augmente ; mais qu'*après*, surtout après un travail musculaire suivi de transpiration abondante, la tension baisse (1).

Le traitement manuel peut aussi être *décongestionnant* ou *congestionnant*, c'est-à-dire qu'il retire ou amène du sang à une certaine

(1) On a récemment émis l'idée que l'augmentation primitive et la diminution secondaire de la tension artérielle pendant les mouvements raisonnés actifs dériveraient de l'effort de volonté déployée. Cette idée demande, cependant, à être contrôlée et étudiée d'avantage.

partie limitée du corps, alors que d'autres parties sont congestionnées ou décongestionnées.

Le résultat du traitement manuel est donc par rapport à la circulation :

1° De favoriser le retour aux poumons du sang veineux ;

2° D'amener aux tissus périphériques du sang artériel rouge, frais et riche en oxygène.

b) Les mouvements raisonnés influencent la circulation (l'artérielle, la veineuse et la lymphatique) de la manière suivante :

La contraction des muscles dilate les artéres y contenues, et le relâchement musculaire les resserre ;

Dans l'allongement d'une partie musculaire, la circulation dans les veines augmente de vitesse, ce qui est le cas dans la circumduction des membres, du tronc et de la tête.

Kellgren prétend qu'il faut bien distinguer la *faible* circumduction avec le cou bien tendu, de la *forte*, parce que la première décongestionne, et que la seconde congestionne la tête.

2. *La respiration.*

a) Le massage trouve ici ses indications et l'effleurage profond, la percussion pointée et même un léger et prudent tapotement mais surtout le tremblement, facilitent l'expectoration, déblaient les mucosités et décongestionnent la muqueuse du larynx, de la trachée et des bronches.

b) Les mouvements respiratoires de la gymnastique médicale favorisent la respiration et la circulation ; l'inspiration active la circulation générale en augmentant l'aspiration thoracique.

3. *L'innervation.*

C'est surtout par son influence sur les nerfs cutanés que l'effleurage a un effet stimulant ou calmant, selon qu'on le fait dans le sens centripète ou centrifuge.

Quant à l'effet dynamique, il est certain mais encore imparfaitement connu.

La compression des troncs nerveux, le tremblement et la vibration produisent d'abord une hyperesthésie qui ensuite fait place successivement à l'hypo- et à l'anesthésie.

4. *La digestion et la nutrition.*

Le massage, comme les mouvements de gymnastique médicale, renforce la sangle abdominale, excite le mouvement péristaltique de l'intestin, la sécrétion gastro-intestinale, l'absorption, la chasse biliaire. En outre, il excite l'appétit en stimulant la nutrition intime des tissus par l'activation de l'assimilation, de la désassimilation et des échanges respiratoires.

5. *La sécrétion urinaire.*

Le traitement manuel et surtout le massage abdominal — peut-être le tremblement et la vibration de la région rénale — augmentent la diurèse. Mais, d'après *Ekgren*, l'albuminurie augmenterait chez les rénaux par le massage général (?) ; il faudrait donc, d'après lui, n'en user qu'avec beaucoup de précaution et en faisant des analyses répétées de l'urine.

DU TRAITEMENT MANUEL APPLIQUÉ A DIVERS ÉTATS MORBIDES

Je ferai, maintenant, la description du traitement manuel de quelques affections, n'ayant pas assez de temps à ma disposition pour vous exposer tous les cas que peut guérir le massage.

Il est tout naturel que le traitement de l'entorse soit le premier exemple que je prendrai de l'emploi du massage. Tout le monde, est d'avis de masser ce qu'on nomme vulgairement une « foulure » et c'est là le secret des succès de certains rebouteurs.

AFFECTIONS ARTICULAIRES ET PÉRI-ARTICULAIRES

Entorse (tibio-tarsienne.) (1)

L'entorse, c'est la luxation avortée (Berne). Les surfaces articulaires qui se sont brusquement et momentanément déplacées partiellement, reprennent, immédiatement après, leurs rapports normaux.

C'est le résultat d'un mouvement faux ou forcé, provenant d'une violence extérieure, chute habituellement, ou plus rarement contraction musculaire.

On distingue la vraie entorse et l'entorse péri-articulaire. Cette dernière intéresse surtout les tendons.

Dans l'articulation atteinte d'entorse, il faut considérer :

a) Le tissu conjonctif péri-articulaire ;
b) Les muscles et leurs tendons ;
c) Les vaisseaux ;
d) Les nerfs ;
e) Les ligaments ;
f) La synoviale,

(1) Dans l'entorse médio-tarsienne que, de nos jours, l'on trouve plus commune, le traitement est un peu différent.

g) Les cartilages,
h) Les os.

a) Le tissu conjonctif est toujours plus ou moins contus, d'où le gonflement, les ecchymoses superficielles et le décollement possible de la peau ; la continuité intégrale du tégument cutané est une condition absolument requise par le traitement manuel de l'entorse ;

b) Les muscles extenseurs sont souvent rompus à l'union des fibres musculaires et des fibres tendineuses ; les tendons peuvent être déchirés, luxés, expulsés de leurs gaines ;

c, *d*) Les grands et moyens vaisseaux et les nerfs sont à l'abri d'une rupture, grâce à leur élasticité ; mais ils ont été souvent tiraillés : ce qui impressionne douloureusement les nerfs sensitifs. La déchirure des petits vaisseaux amène la production d'un hématome ; en se fondant sur les expériences de *Ranvier* et *Cornil* (1871) qui sont arrivés a cette conclusion, que le sang défibriné irrite moins les séreuses que le sang frais, on peut encore trouver là un motif déterminant pour avoir recours au massage précoce.

e) Les ligaments sont tiraillés ou rompus. Dans ce dernier cas, ces organes étant très résistants, on rencontre souvent un arrachement osseux au niveau de leur surface d'insertion. Mais les ligaments peuvent aussi être écrasés ou contusionnés. Des ecchymoses profondes dérivent des lésions ligamenteuses ou osseuses ;

f) La synoviale est distendue par un épanchement plus ou moins abondant, séreux (hydarthrose), séro-fibrineux, séro-sanguinolent ou sanguin (hémarthrose) ; elle peut aussi être, par la suite ou du fait d'une affection antérieure, vascularisée, épaissie ou couverte de fausses membranes. Si elle est déjà ou devient granuleuse, fongueuse ou à grains riziformes, la synovite est tuberculeuse et sort du domaine du traitement manuel ;

g) Les cartilages sont contusionnés ou écrasés ;

h) Les os peuvent être contusionnés ou fracturés.

— Comme symptômes, c'est surtout le gonflement et la douleur — quelquefois si vive qu'elle provoque la syncope — avec élévation de la température locale et impotence fonctionnelle qui prédominent au début ; plus tard se dessine l'ecchymose. Atrophie, dégénérescence et impotence musculaire ne sont pas rares ultérieurement.

Ce que je viens de dire fera comprendre l'importance des mouvements qui amènent si rapidement la guérison de l'entorse entre les mains d'un empirique habile. L'empirique profite de la récence de la lésion, lorsque le malade s'adresse à lui tout de suite ; et le médecin n'intervient que plus tard, quand les manœuvres de l'empirique n'ont pas réussi et que les lésions se sont nettement fixées, organisées, aggravées.

— Voici un tableau qui pourra servir de statistique. La guérison de l'entorse s'obtient :

		avec massage.	par immobilisation.
D'après	*Gasner*,	en $8{,}_3$ jours,	en 28 jours.
—	*Mullier*,	en 9, —	en 25 —

— Voici encore quelques données qui vous montreront combien est importante *l'intervention immédiate*, quant au temps nécessaire à la guérison.

Berghmann à Stockholm (1875) a traité :

145 cas d'entorse, dont 104, traités du 1er au 4e jour, ont guéri en $12{,}_4$ jours et 41, traités du 5e au 8e jour, ont guéri en $17{,}_6$ jours.

De 38 cas, traités du 9e jour jusqu'à 3 mois après l'accident, 3 cas n'ont été qu'améliorés et les restants ont été guéris en $44{,}_6$ jours.

— Le rebouteur procède de la façon suivante : Il embrasse à l'aide de ses deux mains l'article; il presse les surfaces articulaires fortement l'une contre l'autre, et pousse ainsi vers la périphérie les liquides épanchés, qui, sans cette manœuvre, resteraient dans l'interligne articulaire. Le bandage maintient les organes à leur place normale, et la marche, que l'empirique prescrit et que le malade, suggestionné, entreprend avec la meilleure volonté, garantit la vitalité des tissus et combat l'atrophie, redoutable, alliée de la méthode de l'immobilisation. Elle a encore un autre inconvénient, en cachectisant le sujet confiné au lit, en affaiblissant sa santé générale, en lui enlevant les forces nécessaires pour lutter contre la tuberculose articulaire si souvent consécutive aux traumatismes mal soignés.

— Les auteurs qui ont traité du massage décrivent un certain nombre de « méthodes » assez médiocres et qui ne sont pas même basées sur un raisonnement logique ou fondées sur des faits anatomiques.

De quelque manière qu'on procède, il faut agir contre : le gonflement, la douleur et l'ecchymose. Les contre-indications formelles sont : une fracture compliquée ou une phlébite coexistantes ; une plaie cutanée ; un état diathésique avancé (diabète, albuminurie, goutte, la tuberculose locale).

— Voici le meilleur manuel opératoire pour traiter l'entorse tibio-tarsienne.

1° Poser la jambe, le pied soutenu, sur un support solide mais pas trop dur ;

2° Ne toucher, au début, ni le pied, ni le cou-de-pied, mais commencer « le massage préparatoire » *sur la jambe* (effleurage et pétrissage des groupes musculaires antérieur, externe et postérieur) ;

3° Se rapprocher par des effleurages de l'articulation lésée et augmenter graduellement la force de la manipulation, à mesure que la sensibilité s'émousse. Eviter d'insister sur les points très douloureux, comme l'insertion des ligaments latéraux externes et, tout particulièrement, l'insertion astragalienne du faisceau antérieur, dans l'entorse par adduction, pour ne pas provoquer l'effroi et la résistance du malade. Faites plutôt un effleurage circulaire autour de l'articulation entière ;

4° A mesure que le gonflement autour de l'article diminue et se résorbe sous l'influence du massage préparatoire, et que la douleur s'émousse, on procède au *refoulement des surfaces articulaires l'une contre l'autre*, après s'être assuré que les nombreux tendons autour de l'articulation (*en arrière* : le tendon d'Achille, à peine déplacé, grâce à sa solidité ; *du côté externe* : les péroniers latéraux ; *en avant* : le jambier antérieur, l'extenseur propre du gros orteil, l'extenseur commun et le péronier antérieur ; *en dedans* : le jambier postérieur, le fléchisseur commun et le fléchisseur propre du gros orteil) ne sont pas déplacés de leurs gaînes ; ce déplacement est toutefois rare ;

5° On vide ensuite les culs-de-sac de l'articulation, qui bombent et, en avant, remplissent les fossettes pré-malléolaires, quand l'épanchement est peu considérable ; ils se montrent au-dessous des malléoles, surtout des deux côtés du tendon d'Achille, en arrière, quand il y a une abondante hydarthrose. On se sert de la manipulation appelée écrasement, en s'attardant tout particulièrement aux alentours du tendon d'Achille, riches en bourses séreuses (rétro-et sus-calcanéennes) ;

6° Finalement on procède aux mouvements de flexion, d'extension et de circumduction, en exagérant graduellement l'amplitude des mouvements et la tension du tendon d'Achille.

— La séance finie, on applique des tampons d'ouate mouillés sur les culs-de-sac et une bande de crêpe Velpeau de 7 centimètres de large autour du pied et du cou-de-pied, serrée suffisamment.

Le pansement humide et la bande compressive sont destinés à prolonger, entre les séances de massage, l'effet déplétenr de ce traitement. Ils agissent tous les deux, mais surtout le premier, en activant la circulation locale (*Winter-*

nitz), en élevant la température locale. La bande empêche, en outre, les liquides pathologiquement épanchés de revenir à l'endroit malade, et les oblige à rester dans les tissus sains environnants, qui ont été excités à l'absorption par le massage préparatoire à distance (de *Reibmayr*).

En cas de douleur, on soulève le pied au moyen d'un coussin et l'on donne des bains de pied chauds et prolongés. Une ou deux douches froides quotidiennes et de courte durée, données entre les séances, rendent grand service ; mais il faut alors savoir bien remettre le pansement compressif. Pour les individus rhumatisants, il convient de ne pas employer l'eau froide.

— Si l'entorse n'est pas grave, le malade peut faire quelques pas tout de suite, une fois la bande appliquée et *après avoir mis des chaussures à semelles*. En cas de déchirures étendues — entorse grave — mieux vaut laisser le sujet garder l'immobilité un ou deux jours. Quant aux sangsues et vésicatoires, c'est la thérapeutique antédiluvienne de l'entorse !

Hydarthrose (du genou).

On nomme ainsi un épanchement séreux dans la synoviale du genou. Ce qui le caractérise c'est : *le gonflement, le choc rotulien* et souvent l'*impotence fonctionnelle.*

L'étiologie de cette affection est très variable, le diagnostic étiologique est souvent difficile et le pronostic quelquefois impossible à formuler.

J'ai le regret de constater qu'il y a encore, même parmi les jeunes médecins, des esprits qui croient que cette affection n'a aucun profit à tirer du traitement manuel.

— Les observations favorables sont nombreuses ; je me rappelle, en particulier, un cas d'hydarthrose chronique du genou chez un jeune officier de cavalerie, qui fut amélioré par le massage ; mais le massage ne fut pas continué assez longtemps pour amener la guérison. J'entrepris le malade lors de sa troisième « foulure du genou », alors qu'un médecin fort distingué avait porté le diagnostic d'arthrite tuberculeuse. C'était, en réalité, une entorse interne du genou avec subluxation du cartilage semilunaire, mal traitée. L'officier retourna, quelques semaines après, à son régiment, mais il tomba malheureusement de cheval sur le même genou, et fut dès lors incapable de marcher sans claudication. Quelques séances de massage l'améliorèrent de nouveau, et il fit son service pendant six mois.

Il glissa ensuite sur le gazon, en jouant au lawn-tennis, et il ne put plus marcher. Je le massai pendant trois mois : ce qui amena la guérison radicale, l'état de la jambe étant redevenu ce qu'il n'avait pas été depuis six ans.

— L'hydarthrose peut être aiguë ou chronique, et le traitement varie un peu selon le cas, sa base étant, cependant, toujours le traitement manuel. Dans l'état aigu ou subaigu, le pansement humide rend des services, et l'hydrothérapie — surtout les douches chaudes ou froides selon que le sujet est rhumatisant ou non — est un adjuvant qui ne doit pas être négligé.

Améliorer une hydarthrose est chose facile ; elle s'améliore même toute seule, si l'on combat l'atrophie musculaire de la cuisse. Mais la guérison radicale est très précaire et demande souvent un long temps. Le traitement est alors délicat, parce qu'il faut entrer profondément dans l'article même, et il faut savoir préciser le moment où on peut se hasarder à le faire. C'est de l'absence de recours à ce traitement et du défaut d'exercice approprié au moment opportun, que proviennent cette multitude d'hydarthroses chroniques du genou, compliquées d'amyotrophie fémorale que l'on rencontre journellement ; le moindre obstacle suffit à rendre la marche de l'individu difficile ou impossible.

— On a proposé (*Berne*) l'écrasement de la synoviale dans son point le plus faible ; mais ce procédé, outre qu'il ne pourra guère être pratiqué que dans les cas aigus, demande des mouvements violents et brutaux que je voudrais voir bannir pour toujours du traitement manuel. Pour peu que la synoviale soit épaissie, elle n'éclate pas sans un effort qui provoque des traumatismes assez graves, pour exiger un long traitement réparateur.

J'ai cependant souvent écrasé des kystes synoviaux du poignet avec une réussite parfaite et sans accident, et, récemment, un gros kyste de la synoviale de l'articulation tibio-tarsienne. Mais le genou est une articulation qui demande une plus grande prudence que les autres.

Dans le cas d'épanchement abondant, je conseille au début une ponction évacuatrice ; puis, après une très courte immobilisation, le traitement manuel.

— Le vrai traitement de l'hydarthrose du genou est le suivant :

1° Massage préparatoire (à distance) de la cuisse, après lequel on s'approche graduellement du genou malade ;

2° Effleurage circulaire de la région du genou repoussant l'exsudat ou l'œdème dans les tissus superficiels le plus haut possible ;

3° Le traitement local se fait par l'écrasement qui agit très bien en cas d'exsudat fibrineux. Pour commencer, on plie très légèrement le genou, en glissant dessous un petit coussin ; en le pliant plus fortement, les pulpes arrivent profondément dans l'articulation près de la rotule, entre le fémur et le tibia. Dans cette position, il faut, cependant, user de beaucoup de prudence et graduellement s'approcher du centre.

Pour la synoviale, on commence des deux côtés des culs-de-sac supérieurs, on descend près de la rotule et jusqu'à l'interligne articulaire ; ensuite, on suit cet interligne jusqu'au creux poplité, d'où on retourne vers la rotule, pour descendre finalement le long du ligament rotulien jusqu'à la tubérosité antérieure du tibia.

La sensibilité extrême de la face antérieure du genou, que l'on trouve quelquefois, surtout du côté interne et même de la peau de cet endroit, est due à l'irritation de nombreux filets nerveux, dont la plupart dérivent de la branche rotulienne du nerf saphène interne.

4° Mouvements passifs et actifs, sans et avec résistance. La circumduction de la jambe — après la flexion du genou — est un mouvement qui agit bien sur les organes internes de l'article et tout particulièrement sur les ligaments croisés.

5° Effleurage de toute la région pour anesthésier de nouveau et dissiper les douleurs éveillées quelquefois par les manipulations précédentes.

6° Application de tampons d'ouate mouillés, ou de plaques ou feuilles de plomb minces, sur les culs-de-sac de la synoviale et d'une bande de crêpe Velpeau, que l'on fait commencer sur le pied.

Arthralgie

On semble actuellement être d'accord sur la nature de cette névralgie articulaire et comme on trouve de l'hypéresthésie au niveau de l'articulation, qui présente aussi de vrais points sensibles, on a raison de la considérer comme assez proche des névralgies périphériques.

D'après *Berger*, ces points sensibles sont :

Pour l'articulation *scapulo-humérale*, le plexus brachial, au-dessus et au-dessous de la clavicule et à l'aisselle.

Pour le *coude*, l'épicondyle et la tête radiale.

Pour le *poignet*, l'apophyse styloïde du cubitus.

Pour la *hanche*, entre le grand trochanter et l'épine ischiatique et près de l'épine iliaque antéro-supérieure.

Pour le *genou*, le condyle fémoral interne, en dedans, au-dessous et en dehors de la rotule et derrière la tête péronière.

Pour le *cou-de-pied*, derrière les deux malléoles.

Les manipulations à recommander contre ces douleurs sont : le *tremblement* et les *larges effleurages*. Plus tard : tous les *mouvements* physiologiques de l'article intéressé.

Arthrite sèche

Cette affection n'est pas toujours sèche, mais souvent accompagnée d'hydarthrose ; — ne vous laissez pas tromper par le défaut de craquements secs et rudes, en « moulin à poivre », qui est peut-être dû à la présence de l'épanchement. Elle se transforme souvent en *arthrite déformante*.

Elle ne suppure jamais, amène parfois l'ankylose, mais ordinairement incomplète (l'amplitude des mouvements est seulement diminuée) ; la guérison spontanée est rare.

Elle intéresse la synoviale, les ligaments, les os, les cartilages.

La *synoviale* est généralement épaissie, tomenteuse, et ses franges hypertrophiées deviennent parfois osseuses, cartilagineuses et fibreuses.

Quand ces appendices sont pédiculés et que l'isthme se rompt, ils tombent dans l'interligne et ainsi se forment les « corps étrangers articulaires » (ledmöss).

Notons, de plus, qu'il peut y avoir (pas toujours) de l'hydarthrose.

Les cartilages. Au centre, le revêtement hyalin s'érode et disparaît après avoir pris un aspect velvétique ; à la périphérie il persiste, peut même s'hypertrophier ou se mamelonner d'ecchondroses et d'ostéophytes.

L'os. — Il est le siège d'une ostéite, ici condensante, incrustant la surface de sels calcaires, là raréfiante, formant des rainures et des sillons dans le sens des mouvements articulaires.

Les extrémités articulaires sont déformées, élargies, leurs crêtes nivelées, abrasées par l'ulcération compressive, au niveau des épiphyses, ou plus loin en cas de subluxation.

Les ligaments. — Ils sont épaissis, durs, ossifiés parfois en partie ; quelquefois, ils se résorbent et disparaissent plus ou moins.

— L'affection frappe surtout l'articulation qui fatigue, la hanche, le genou, le coude, les doigts, l'épaule et le pied, sans que l'on puisse dire quelle articulation en peut être indemne.

L'arthrite sèche n'est en somme qu'un trouble trophique ; le système nerveux entre en jeu dans sa production, ainsi qu'en témoignent la symétrie fréquente et les troubles trophiques à distance (amyotrophie, etc.). On l'observe donc : 1° Comme complication d'une affection nerveuse préexistante, hydarthrose et arthrite des vieux hémiplégiques, et surtout arthropathies tabétiques. Il faut peut-être ranger dans ce groupe le rhumatisme noueux osseux chronique progressif déformant, cette goutte des vieillards, goutte de la femme, goutte du pauvre, a-t-on dit.

2° Comme conséquence ou compagne des lésions nerveuses traumatiques (fractures, entorses, luxations, hémarthroses), dystrophiques (phlébite, phlébo-sclérose variqueuses), inflammatoires (arthrites, infections blennorrhagiques, etc.), ou toxiques (goutte, rhumatisme, saturnisme).

— Le malade souffre surtout aux changements de temps, et la douleur n'est pas toujours localisée à l'article, elle irradie surtout le long des rameaux articulaires, mais aussi souvent sur le trajet d'un nerf assez éloigné, par exemple, sur le sciatique (ce qui déroute facilement le diagnostic), sur un groupe musculaire, etc.

La douleur est cependant spontanée et n'est accrue ni par les mouvements de la jointure, ni par la pression sur l'interligne articulaire. Le malade « dérouillé » se sent mieux pendant la journée qu'au lever.

Traitement. — Les manipulations favorables découlent directement de ce qui précède :

1° Par des mouvements passifs, actifs sans et avec résistance, on combat la raideur des articulations, et on fortifie les organes péri-articulaires ;

2° Par l'effleurage et un traitement approprié des nerfs, tremblements et vibrations, on obtient l'anesthésie et l'on calme les douleurs, spontanées ou provoquées par les mouvements.

Il est bon de mentionner que dans le mal sénile des articulations, l'effet calmant des vibrations ne se produit pas immédiatement. Le malade éprouve plutôt, au moment même du traitement, une fatigue générale et de la difficulté à marcher (hanche) et le soulagement ne se manifeste que plusieurs heures plus tard, quelquefois le lendemain.

Périarthrite scapulo-humérale.

C'est à l'inflammation des tissus péri-articulaires que *Duplay* a donné ce nom. L'individu rhumatisant ou goutteux y est prédisposé.

Comme cause déterminante, nous trouvons : la contusion directe ou à distance, le traumatisme, la subluxation ou la luxation avec immobilisation trop longue sans massage, après la réduction de l'affection première, les névrites du membre supérieur et spécialement du nerf radial.

Dans un premier stade, l'articulation est libre, mais l'individu se présente avec le moignon de l'épaule aplati et abaissé par l'atrophie du deltoïde. Il y a un certain degré de relâchement de l'appareil ligamenteux. L'impotence fonctionnelle se démontre par l'impossibilité de porter le bras en abduction, de mettre la main dans la poche du pantalon du même côté ou derrière le dos, sur les lombes.

Le point le plus douloureux se trouve en avant, au-dessous et en dehors de l'apophyse coracoïde ; on sent sous le doigt explorateur des craquements, sous le deltoïde, en avant et en arrière du moignon de l'épaule, mais *hors* de l'articulation. Ces craquements dérivent de l'hygroma des bourses séreuses coracoïdienne et sous-deltoïdienne et la sensibilité douloureuse des lésions des nerfs sensitifs environnants.

Au début de la péri-arthrite on ne trouve que des brides formant des adhérences fibreuses de plus en plus fortes ; plus tard, tous les tissus péri-articulaires s'épaississent.

Traitement. — 1° Placer le bras dans l'attitude horizontale et le diriger successivement en avant et en dehors, selon que l'on traite la partie antérieure ou moyenne du deltoïde et les sus- et sous épineux ; pour bien relâcher les faisceaux postérieurs du deltoïde, on met le bras légèrement en arrière et le coude un peu au-dessous du plan horizontal du moignon de l'épaule ;

2° Faire l'effleurage de toute la région scapulaire, du cou jusqu'au-dessous du milieu du bras, en procédant, à mesure que l'anesthésie se produit, à l'effleurage profond ;

3° Faire le pétrissage des différents muscles périarticulaires ;

4° Mais la manipulation principale dans le traitement manuel de cette affection, c'est l'écrasement. On doit l'exécuter tout autour de l'article en insistant sur les bourses séreuses sans, cependant, tout à fait négliger la synoviale ;

5° Vibration du nerf circonflexe, que l'on atteint de préférence contre le col huméral dans l'aisselle, sur le côté externe de l'épaule dans l'interstice du milieu du deltoïde, à mi-chemin entre l'acromion et le V deltoïdien, et sur le bord postérieur du deltoïde, au-dessous de l'artère circonflexe postérieur, dans l'espace quadrilatère de Velpeau.

6° A mesure que l'article devient moins sensible, on entreprend des mouvements passifs d'abord, plus tard actifs sans et finalement avec résistance.

Si le sujet souffre de l'épaule pendant la nuit, prescrivez l'application de compresses d'eau chaude ou mieux — parce qu'il s'agit presque toujours d'un arthritique — des feuilles de coton hydrophile (1) ou de coton iodé, couvertes de flanelle ou de taffetas gommé, pour empêcher le contact de l'air. N'oubliez pas de recommander un lavage d'eau fraîche ou d'alcool, suivi de friction sèche une demi-heure avant de quitter le lit, le matin, si vous vous êtes servi de compresses humides. Un morceau de flanelle, souvent changé, protège l'épaule lésée et ne doit pas être quitté avant l'arrivée de la belle saison.

Rien n'est plus difficile que le pronostic chez un vieillard, surtout s'il est arthritique et si l'affection date déjà de quelque temps. Alors la saison et le temps ont une grande influence, et il faut souvent avoir recours à l'hydrothérapie chaude pour obtenir une guérison complète.

(1) Pour augmenter la chaleur on peut appliquer d'avance une couche de vaseline sur la peau.

Fausse ankylose (de l'articulation scapulo-humérale).

La vraie ankylose osseuse, cartilagineuse ou complètement fibreuse, est du ressort de la chirurgie. Mais la fausse ankylose, ou l'ankylose plus ou moins incomplète, peut être améliorée ou guérie par le traitement manuel *entrepris à temps.*

C'est ici que l'état du sujet joue un rôle capital, car l'hypertrophie des cartilages, les inégalités des surfaces osseuses, les brides fibreuses entre les os, les adhérences, les épaississements capsulaires et ligamenteux et les empâtements des muscles, du tissu conjonctif et de la peau, qui caractérisent la lésion à une période souvent peu avancée, dépendent tout à fait du terrain sur lequel la maladie se développe. Le traitement devient naturellement beaucoup plus difficile, quand un vrai cal fibreux s'est constitué dans l'articulation, qui présente des indurations vers ses bords et dans toute sa périphérie, ligaments, muscles, tissu conjonctif et peau, altérés profondément.

L'épaule est une région dont les affections, soit articulaires, soit péri-articulaires sont longues et laborieuses à traiter. On s'en rend compte par les raideurs articulaires fréquentes chez les rhumatisants. Le défaut de mouvement fait rétracter les muscles et leurs tendons, et l'atrophie, qui atteint son maximum grâce à l'immobilisation, est très difficile à combattre, parce que la sclérose envahit les fibres musculaires, — transformation plus difficile à combattre que l'affection primitive.

Quant à l'examen, qui, comme le traitement, est une vraie pierre de touche de l'habileté de l'opérateur, on le pratique de la façon suivante. Une main immobilise solidement l'os situé du côté du centre — ici l'omoplate — et l'autre main cherche à exécuter des mouvements physiologiques de l'os périphérique — ici l'humérus, — en invitant le malade à se laisser aller. Si l'on retrouve le moindre mouvement, si petit qu'il soit, on peut espérer rendre sa mobilité au membre. La narcose chloroformique peut être nécessaire à l'examen, mais est contre-indiquée pour le traitement, parce que la douleur est ici utile comme « frein » de la mobilisation. « Le brisement forcé » ne m'a jamais donné de résultats durables, ce qui est bien compréhensible. On rompt nécessairement des adhérences de tissus néo-formés et l'on provoque de cette manière des hémorrhagies dans l'articulation et autour d'elle, c'est-à-dire de nouveaux foyers de sclérose cicatricielle. Tout autre chose est *la tension graduée et prudente* des adhérences ; en matière de massage et de gymnastique médicale, *tout ce qui est de trop est mauvais !*

Mais surtout, avant d'entreprendre le traitement, il faut se bien assurer qu'on n'a pas à faire à un cas d'arthrite tuberculeuse guérie par ankylose ; car il faudrait absolument la respecter (tout comme un mal de Pott).

Traitement. — Les manipulations principales sont les mouvements, passifs, actifs, sans ou avec résistance (mouvements en avant et en arrière, abduction, rotation et circumduction). Il faut les entreprendre d'une façon prudente, mais sans pusillanimité. La violence et la brusquerie sont absolument à réprouver ; elles effrayent le malade, peuvent être même dangereuses, et elles sont sans but.

Les manipulations de massage sont intercalées entre les mouvements ; elles agissent en anesthésiant le champ opératoire et en préparant les mouvements vraiment actifs. Il est évident, que le massage n'influence que les tissus mous, auxquels il rend leur élasticité, leur tonicité et leur souplesse, car le retard de nutrition qu'ils ont subi cesse alors.

Pour bien exécuter l'écrasement, il faut mettre le membre supérieur dans les différentes attitudes nécessaires pour atteindre la synoviale dans les quatre points où elle est accessible :

1° En dessous et en dehors de l'apophyse coracoïde ;

2° En arrière, sous l'angle de l'acromion ;

3° En dedans du bras, vers la paroi externe de l'aisselle ;

4° Entre les deux tubérosités dans la partie supérieure de la coulisse bicipitale.

On place le bras du sujet dans les différentes positions que voici :

1° La main du malade, reposant sur son dos, incline forcément *en avant* la tête humérale à la rencontre de la main qui masse ;

2° Quand le sujet place la main du côté malade sur l'épaule saine, cette attitude rend plus accessibles *les parties postérieures* de la capsule, sous l'angle de l'acromion ;

3° Le malade plaçant sa main sur l'épaule la plus proche de l'opérateur, l'aisselle du côté malade est débarrassée et permet aux pulpes des pouces de s'enfoncer en avant et en arrière *de la partie inférieure de l'article* contre la paroi capsulaire, tandis que les autres doigts fixent la tête humérale. C'est là une manipulation assez douloureuse ;

4° Dès que le bras du côté malade tombe librement en bas, on enfonce au milieu de l'épaule, dans l'interstice celluleuse du deltoïde, les pulpes des pouces dans la gouttière bicipitale *entre les deux tubérosités.*

Un mouvement tout à fait nécessaire pour *tendre la capsule articulaire et l'appareil ligamenteux* est le suivant :

Appuyer d'une main contre le bord externe de l'omoplate pour l'empêcher de basculer, pendant que l'on soulève le coude du sujet de l'autre main, en exécutant de petites vibrations. S'il faut développer plus de force, on peut laisser reposer le coude du malade sur l'épaule de l'opérateur qui plie ses genoux et embrasse de ses deux mains le bord externe de l'omoplate. L'opérateur redresse ensuite lentement les jambes, en portant, par conséquent, le coude du sujet en haut, et en tendant ainsi la capsule articulaire.

Kystes synoviaux.
Synovite (bursite) du poignet, aï crépitans de l'avant-bras.

Les prédisposés à ces affections sont les sujets arthritiques qui se surmènent, surtout pendant l'enfance ou la jeunesse.

Traitement. Repos, massage et pansement humide pendant la nuit.

L'effleurage centripète influence ces affections ; dans les kystes synoviaux après l'écrasement, il en balaye le contenu séreux — dans l'aï crépitans, l'exsudat fibrineux — et les fait résorber. Le massage préparatoire à distance, composé d'effleurage de plus en plus profond et de pétrissage, « dégorge le siphon ». Ici c'est surtout à la résorption interstitielle que l'on a recours. Les gaines tendineuses et la synoviale des articulations, ont, d'après *Hueter*, des lacunes lymphatiques qui communiquent avec les capillaires lymphatiques et, par suite, les tissus qui entourent la synoviale ; de là des vaisseaux lymphatiques plus volumineux partent dans le tissu conjonctif intramusculaire.

La preuve du bon effet du massage, c'est que, souvent après la première séance, la crépitation diminue ainsi que les douleurs.

Après l'éclatement du kyste synovial, il ne faut pas omettre de faire une légère compression, mais il arrive, cependant, que le liquide, renvoyé dans la gaîne en haut de l'avant-bras, éveille des douleurs ; j'ai vu ce cas une fois.

AFFECTIONS OSSEUSES

Fractures en général

Si l'on excepte les fractures exposées, les fractures compliquées et comminutives, on peut dire que toutes les autres fractures bénéficient *dès le début* du massage.

Après la consolidation toutes les fractures en profitent, également.

Hoffa a insisté sur l'utilité du massage pour faciliter le diagnostic exact des fractures ; surtout associé à la compression et à l'élévation du membre au-dessus de sa racine, il rend dans ce sens des services inappréciables.

On peut aussi, par le massage, *modeler le cal* à peu près à sa guise, pendant qu'il est encore malléable. Il faut se rappeler que, du périoste le tissu cellulaire se différencie, pour former, d'abord un tissu chondroïde, qui devient plus tard tissu osseux. On peut sentir la formation dans cette masse molle de petits points durs ; et ni l'augmentation du volume du cal, au début, ni la sensibilité augmentée de l'endroit de la fracture ne doivent inquiéter l'opérateur. Tout disparaît en quelques séances.

De cette façon, on évite les gros cals difformes avec compression nerveuse, qui obligent quelquefois à une intervention chirurgicale.

Nous savons que le massage n'a que très lentement fait des prosélytes et, si ce fut le cas pour le massage des tissus mous, cela fut encore plus visible pour les tissus plus durs, tels que les tissus osseux et fibreux.

Une fracture demande, en effet, du repos

pour maintenir la coaptation des fragments après la réduction; l'on s'en tenait à ce raisonnement fort logique.

Mais on avait oublié l'amyotrophie et l'influence, souvent désastreuse, de l'immobilisation sur l'articulation la plus proche. Le plâtre dans lequel on enterrait un membre et où on l'oubliait sans surveillance, devenait pour lui un vrai cercueil. Dans cet étui, il risquait une mauvaise coaptation, un chevauchement des fragments, une interposition musculaire, et le membre sortait de là sinon déformé (attitude défectueuse, cal hypertrophiée et difforme), du moins toujours atrophié (surtout du côté des muscles extenseurs), et il fallait un temps inouï pour lui faire retouver un peu de mobilité et de force; l'intégrité parfaite de la fonction était souvent perdue.

Ce n'est que très tard que l'on s'aperçut que les petits mouvements des fragments, que le massage d'un membre fracturé provoque nécessairement au niveau de la fracture, sont favorables à la formation du cal.

Les apôtres du traitement manuel ont aussi, avec raison, fourni des tableaux comparatifs entre le temps nécessaire à la consolidation par la méthode par immobilisation et par le massage, au grand avantage de ce dernier traitement. Mais cet avantage devient encore plus éclatant quand on y ajoute le temps nécessaire à la récupération de l'intégrité fonctionnelle, et si l'on se sert de la « méthode mixte », nom donné à l'association d'une courte immobilisation et du massage. L'idéal est alors de se servir d'un *appareil amovible*, qui permet le massage précoce.

Lumniczer, de *Budapest*, cite :

552 fractures traitées par *immobilisation* et 93 traitées par la *méthode mixte* ;

Avec la première méthode, la *consolidation* demandait 39 à 83 jours et la *guérison complète* 63 à 138 jours ; avec la seconde, la *consolidation* demandait 12 à 36 jours et la *guérison complète* 26 à 87 jours.

Mais, même en appliquant un appareil inamovible, on fera bien de laisser à nu le plus possible du membre, afin de profiter au plus tôt du traitement manuel.

— Mais il faut distinguer différentes formes de fractures, lesquelles réclament des soins bien divers.

Observons d'abord les *fêlures* et les *fractures* sans déplacement, les fractures par pénétration et les fractures de l'olécrâne, la plupart des fractures de la rotule et du col du fémur ; toutes sont à considérer comme de bons cas de massage.

La *fracture rotulienne,* si elle n'est pas comminutive, si les ailerons sont intacts, si la distance entre les fragments est modérée (ne dépassant pas 3 centimètres), s'il n'y a pas d'interposition de tissu mou et si les fragments ne sont pas placés de travers, est toujours justiciable du massage. C'est *Tilanus* qui en a été le prôneur, et on a maintes fois eu l'occasion de faire des expériences comparatives, à l'avantage du massage (traitement mixte).

Pour les fractures *juxta-articulaires* et *intra-articulaires, Lucas-Championnière* a le premier insisté sur le massage. La méthode de mobilisation, employée par lui, combat la raideur articulaire qui était autrefois le résultat infaillible d'une pareille fracture, alors que l'hémarthrose s'organisait en un bloc d'adhérences solides impossible à rompre.

Le traitement d'une fracture *articulaire* ou *juxta-articulaire* commence donc par l'immobilisation passagère de l'articulation lésée et le massage de toute la partie périphérique.

On ne peut guère faire de mouvements (passifs bien entendu) le premier jour, mais la compression avec des bandes élastiques (mais *non du caoutchouc*) contribuera à chasser les extravasats de l'article vers la périphérie.

Changez un peu chaque jour l'attitude du

membre pour empêcher les adhérences et rapprochez-vous graduellement de l'articulation. Procédez-y le plus vite possible avec le pétrissage et, si cela éveille des douleurs, calmez-les par des tremblements.

De cette façon on empêche la raréfaction et la résorption des fragments et l'on peut bientôt commencer, d'abord fort prudemment, des mouvements sans résistance ; beaucoup plus tard on y oppose de la résistance.

Pour les fractures des *diaphyses* on peut enlever assez tôt l'appareil, mais il faut user d'une grande prudence sous ce rapport pour le membre inférieur ; l'appareil enlevé trop tôt fait facilement *incurver l'os au niveau de la fracture*, déformation qui incombe alors à l'opérateur et ne doit pas être invoquée contre la méthode.

Les *pseudarthroses*, communes surtout à l'humérus, ne doivent guère se produire si l'on masse de bonne heure et d'une façon rationnelle, s'il n'y a pas interposition musculo-tendineuse. L'irritation des extrémités des fragments par le massage excite leur vitalité, comme nous l'avons dit plus haut.

Les *appareils de marche* pour les membres inférieurs (on s'en sert beaucoup dans plusieurs armées) sont assez difficiles à *bien faire*. Ils admettent, cependant, un auto-massage rationnel, mais il faut *souvent changer l'appareil* malgré le dérangement considérable que cela comporte. Sans quoi on ne peut pas surveiller la formation du cal et la direction du membre ; l'absence de douleur est normale et n'indique nullement que tout va bien.

Fractures de l'extrémité inférieure du radius

Je crois devoir vous rappeler la division de ces fractures.

Il faut distinguer :

Le décollement épiphysaire radial ;

La fissure du radius ;

La fracture complète simple du radius avec ou sans déplacement ;

La fracture de l'extrémité inférieure du radius, compliquée de fracture de l'apophyse styloïde du cubitus ;

La fracture de l'extrémité inférieure du radius, compliquée de fissure, de fracture ou de luxation de l'extrémité inférieure du cubitus ;

La fracture de l'extrémité inférieure du radius, compliquée de celle du scaphoïde ;

Les fractures parcellaires (esquilles), généralement extra-articulaires,

Le mieux est de faire, immédiatement après la réduction de la fracture et la coaptation parfaite des fragments (s'il y a déplacement), une séance de massage, en insistant sur le massage préparatoire *de tout l'avant-bras;* et ensuite appliquer un appareil plâtré amovible, la main portée du côté du cubitus, c'est-à-dire, en mettant les muscles du pouce en extention forcée.

Dans le cas de décollement épiphysaire, fissure ou fracture sans déplacement aucun, on peut se contenter seulement d'une attelle entourée d'ouate ou d'une bande roulée autour du poignet, toujours *peu serrée.*

Poussez autant que possible, dès les premiers moments, les liquides épanchés en haut vers les tissus sains de l'avant-bras. N'insistez, cependant, pas beaucoup sur l'endroit même de la fracture pendant les premières séances, surtout si elle est complexe, mais assurez-vous que la réduction persiste avant de remettre l'appareil.

Faites, vous-même, des mouvements passifs avec les doigts du côté malade et, si ces mouvements ne sont pas douloureux, ordonnez au malade de faire, lui-même, différents mouvements de flexion, d'extension, d'opposition et surtout d'ab - et d'adduction des doigts, plusieurs fois par jour, entre les séances quotidiennes ou biquotidiennes.

Aussitôt que l'endroit de la fracture se laisse masser sans douleur, on doit enlever l'appareil et le remplacer par une bande (crêpe Velpeau ou autre).

Déviations rachidiennes

Ces déviations peuvent être *simples* ou *composées*. Elles peuvent aussi être *totales* ou *partielles* ; dans ce dernier cas, elles peuvent intéresser, soit les vertèbres *dorsales*, soit les *lombaires* ou bien les vertèbres *cervicales*.

Ce n'est qu'au début que la déviation est simple ; avec le temps, elle devient complexe. En effet, l'inflexion première du rachis demande nécessairement des inflexions de *compensation*.

Mais, on n'a pas seulement des inflexions dans le plan frontal, appelées *scolioses* et toujours pathologiques. On en a aussi dans le plan sagittal. Les inflexions normales dans ce plan sont : une cervicale et une lombaire, convexes en avant, et une dorsale convexe en arrière.

Les inflexions pathologiques dans ce plan sont les suivantes :

1° L'inflexion augmente en haut avec convexité en arrière (*cyphose*).

2° En bas peut se former une cambrure exagérée (*lordose*).

Ces inflexions pathologiques peuvent être défavorables à la santé de l'individu ; elles sont toujours inesthétiques en faisant remonter une hanche, baisser et saillir une omoplate, etc., mais elles ne sont pas de nature à nuire à la symétrie des deux moitiés de la cage thoracique; cependant il y a longtemps que *Constantin Paul* a signalé les accidents du « cœur des bossus »; chez les gibbeux toute affection des voies respiratoires est également fort aggravée.

Mais, il existe une autre déformation de la cage thoracique, qui, par conséquent, peut comprimer les viscères thoraciques et abdominaux et qui consiste dans une *torsion des vertèbres*.

Voilà pourquoi il ne suffit nullement, quand on veut corriger une déviation du rachis, de distendre la colonne vertébrale et de presser sur les inflexions pathologiques; il faut aussi *détordre la torsion des vertèbres* qui est toujours pathologique et qui peut amener les désordres les plus graves et les plus divers.

Traitement.—Le traitement commence par du massage sur une table d'opération (par exemple celle de *Stille*, de Stockholm). On masse, au début quotidiennement, tout le dos et l'on insiste particulièrement sur les segments musculaires médians du dos (le long du dos et le sacrolombaire), ainsi que les ligaments du rachis. On stimule les masses hypertrophiées en apparence, affaiblies en réalité, et l'on détend

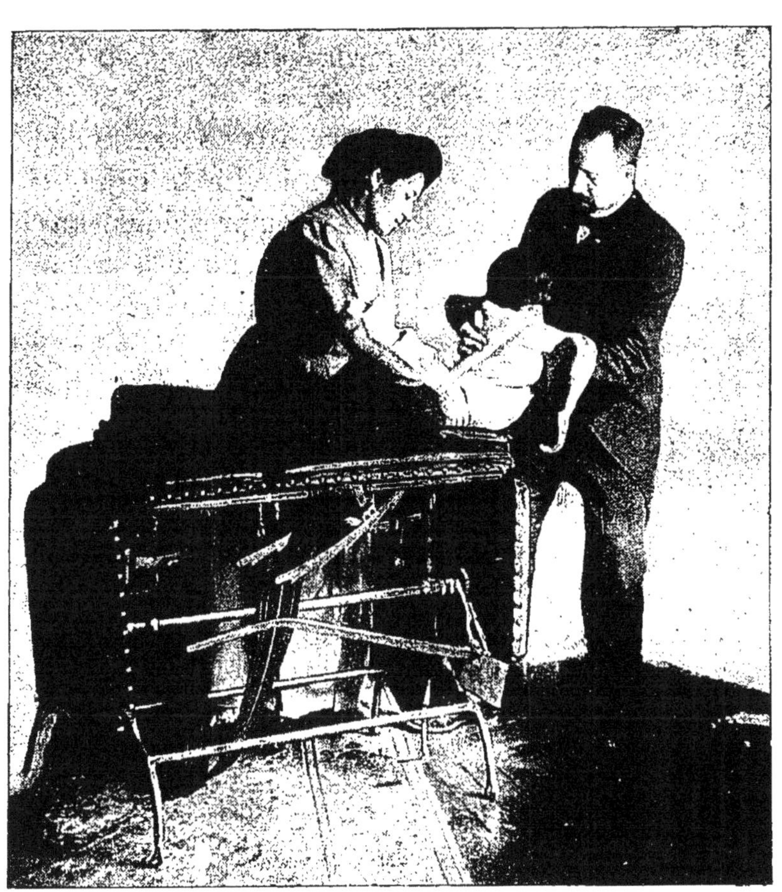

Fig. 1

celles de l'autre côté, qui sont contracturées. Pendant ce travail, on n'omet pas *de mobiliser et de détordre les vertèbres* qui commencent à s'immobiliser et à se tordre sur leur axe, en les saisissant par les apophyses épineuses et en poussant ces apophyses vers la convexité de la courbure pendant que l'on invite le sujet à se laisser bien aller. Par des compressions, on cherche à rendre sa forme normale à la cage thoracique, pendant que l'on maintient la déflexion du rachis (1).

Les manipulations employées sont : effleurage, pétrissage, tapotement et un peu d'écrasement.

On procède ensuite à la tension, à la correction des inflexions du rachis et à la détorsion (fig. 1). L'assistant fixe solidement et pour ainsi dire « d'une façon élastique », le bassin du sujet avec ses mains.

L'avantage de ce procédé, sur le maintien par une ceinture fixée à la table, saute aux yeux : la pression manuelle se modifie d'après les besoins, elle n'est pas constante et désagréable comme celle d'une ceinture. L'assistant oppose une résistance intelligente et raisonnée à la tension aussi bien qu'à la détorsion, exécutées par l'opérateur.

(1) Voyez la *Revue de Cinésie*, 1903, n° 3. p. 55.

On complète la tension et la décharge de la colonne vertébrale en laissant le sujet se suspendre au trapèze pendant quelques secondes.

Par des mouvements d'extension et de flexion

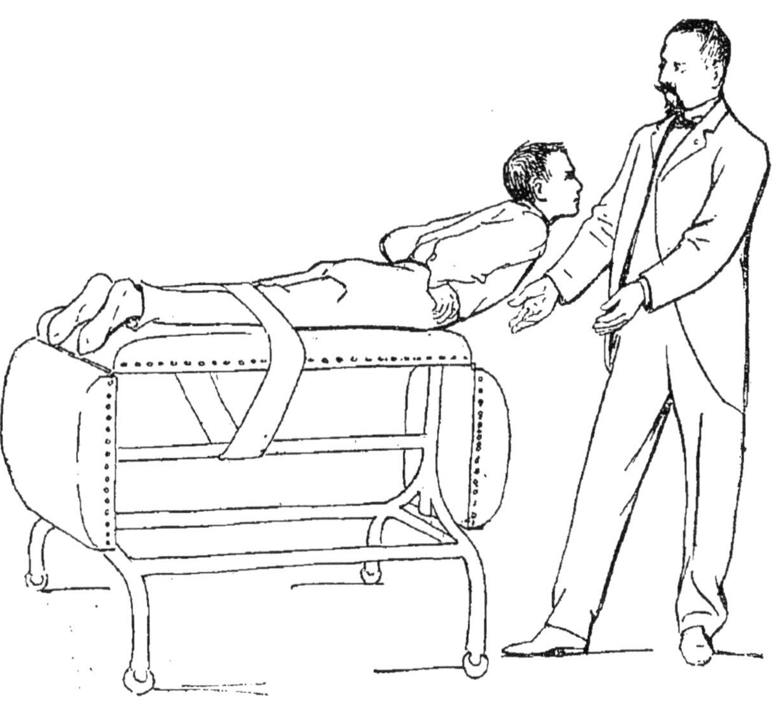

Fig. 2

des membres supérieurs, associés à de profondes inspirations et à des expirations prolongées, on augmente la tension du rachis et le développement de la cage thoracique.

Quand ce traitement aura eu le temps de fortifier le dos du sujet, on entreprend des exercices appelés « Immobilisation » dans les attitudes :

Aile-cuisse-devant couché (fig. 2), ou demi-aile-demi-repos-côté-couché.

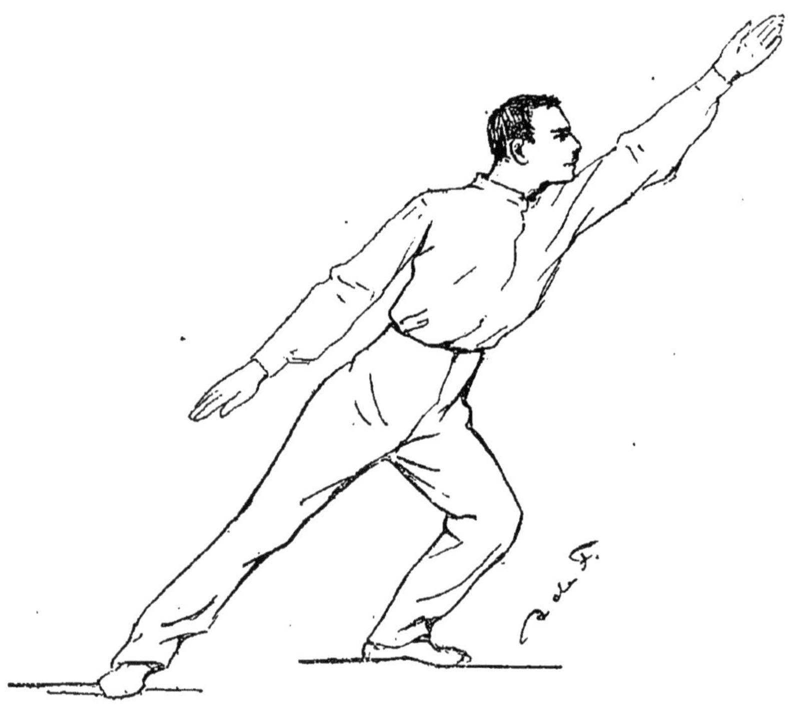

Fig. 3

On corrige l'inégalité de hauteur des hanches et l'on fait « rentrer les omoplates » par l'attitude « développé-debout » (fig. 3) (gauche ou droite selon que la hanche droite ou gauche soit la plus haute).

La différence de niveau de la hanche et de l'épaule doit aussi être combattue par des exercices « d'élévation de la hanche et de l'épaule les plus basses ». Ces exercices sont faciles à apprendre au sujet et ils s'accomplissent dans le décubitus dorsal complet ou dans l'attitude debout plusieurs fois par jour.

Pour arriver à un résultat sûr et sans trop de perte de temps, il faut soumettre le patient, entre les séances de traitement manuel, aux recommandations suivantes :

1° Surveillance continuelle et attention surtout pendant les études (écriture, dessin, piano, etc.), et, aussitôt que l'on y observe un défaut de tenue, laisser l'individu *se coucher sur un tapis par terre* ou sur un autre plan uni et dur ;

2° Veiller à ce que le patient passe ses nuits sur un matelas uni et dur et sans oreiller ni traversin ;

3° Contre la cyphose, *Kellgren* a proposé le mouvement suivant : l'individu se tient « ailedebout » de 20 à 25 centimètres de distance d'un mur. Il redresse alors la partie supérieure du dos et la nuque et se penche en arrière, jusqu'à ce que sa tête touche le mur. Il se relève ensuite sur la pointe des pieds à plusieurs reprises, en faisant de profondes inspirations.

4° Que le malade fasse de temps à autre, et au moins trois fois par jour, les exercices suivants à plusieurs reprises :

a) Suspension au trapèze ;

b) Elévation de la hanche et de l'épaule les plus basses ;

c) Respiration avec un poumon, en comprimant de l'autre main le thorax de l'autre côté ;

d) L'exercice « développé-debout » (Voyez fig. 3) ;

e) Différents mouvements respiratoires (voy : *La gymnastique de chambre sans appareils*, par de Frumerie, Paris 1903).

On ne doit admettre le port d'un corset orthopédique par le malade, que dans des cas tout à fait désespérés, où le traitement manuel est presque sans aucun effet. Dans les cas légers, l'appareil ne fait qu'empirer l'état, en laissant aux organes faibles un appui qui les dispense de travailler. On a aussi prétendu, que le corset accentue la déviation des côtes.

Moins motivée encore est « la mise en appareil plâtré » d'un scoliotique sans affection tuberculeuse des vertèbres.

On ne doit appliquer ces tuteurs du squelette que dans les cas de *nécessité absolue*.

CONTUSIONS EN GÉNÉRAL

Il faut, tout d'abord, se rappeler qu'il y a différents degrés de contusion — quatre d'après *Dupuytren* — et qu'on ne peut et qu'on ne doit guère masser que dans les deux premiers degrés ; dans le second même ce n'est qu'avec une certaine circonspection que le traitement manuel intervient.

Le but du massage est de soulager la douleur sourde et cuisante et de prévenir l'inflammation qui ne tarde pas a survenir si l'on n'intervient pas. Le massage précoce réduit aussi notablement les ecchymoses, ce qui peut avoir son intérêt pour les parties découvertes. Quant aux ecchymoses que l'on veut ainsi prévenir ou qui se sont déjà formées, il faut se rappeler, qu'elles se forment dans les tissus sous-cutanés et pas toujours à l'endroit lésé, mais souvent très loin et sur une grande étendue. Pour en juger, observez la situation des aponévroses et des gaines musculaires dans la région lésée.

Le pansement humide et la compression sont des adjuvants importants du massage et dont on ne doit jamais se priver.

On fera avantageusement plusieurs séances quotidiennes les premiers jours.

Ainsi traité, l'épanchement sanguin est souvent résorbé à l'état liquide et l'œdème disparaît très vite, réabsorbé par les lymphatiques voisins.

Si on laisse l'hématome se coaguler — la crépitation neigeuse vous en avertit — la résorption est bien plus lente et ne va jamais sans un certain degré de raideur et d'induration par organisation partielle des caillots.

Un hématome de la région frontale peut prendre en quelques minutes des dimensions effrayantes,il disparaît en quelques heures avec un simple massage suivi d'une compression humide.

Contusion de la région fessière

Les grands et nombreux vaisseaux de la région fessière, situés près d'os aux arêtes tranchantes, donnent quelque fois, dans les contusions graves, un épanchement sanguin tellement considérable, que le massage préparatoire de la zone périphérique saine n'est pas capable d'amener une résorption assez rapide. Il faut alors, s'il y a lieu, faire le traitement chirurgical indiqué et ne faire du massage que plus tard.

Mais dans les degrés moins graves de contusion le massage est, au contraire, tout à fait indiqué, et il se fait de la façon suivante :

1° *Traitement de l'entourage* par un massage préparatoire (effleurage, pétrissage, tapotement) de la région lombaire et la partie supérieure de la cuisse, surtout en arrière ;

2° On s'approche graduellement du foyer lésé, — comme « un chat de la soupe chaude » — en commençant par de l'effleurage ordinaire et en procédant à mesure que la sensibilité s'émousse, à l'*effleurage profond* ;

3° *L'écrasement* prudent — qu'on n'entreprend guère pendant les premières séances — dissocie les produits pathologiques et facilite leur résorption ;

4° L'effleurage qui suit est anesthésiant et fait disparaître les douleurs éveillées par l'écrasement ;

5° Par des mouvements, passifs au début, plus tard actifs, d'abord sans et finalement avec résistance, on garantit les muscles et les autres tissus de l'atrophie. On prescrit des mouvements libres actifs (voyez *La gymnastique de chambre sans appareils*, par de Frumerie); le malade les exécute chez lui entre les séances de massage, d'abord quotidiennement.

AFFECTIONS DES NERFS PÉRIPHÉRIQUES

Celui qui souffre d'une névralgie comprime instinctivement les points douloureux et frotte l'endroit qui lui fait mal.

Le neurologiste sait bien, que la palpation d'un nerf sensitif qui présente un point douloureux devient de moins en moins pénible à mesure que l'on répète le toucher.

Romberg professait, qu'une pression *légère* sur un point nerveux douloureux est plus pénible pour le sujet qu'une *forte* pression.

La loi de *Pflüger-Arndt* pour la compression manuelle des nerfs dit, que :

Pour *le nerf normal* :

La pression *légère* excite et stimule le nerf ;

La pression de *moyenne force* diminue sa sensibilité ;

La pression *forte* peut rendre le nerf insensible pendant un certain temps.

Si *le nerf est malade* :

On le dit *hyperesthésié* quand une légère pression provoque des sensations plus vives que sur le nerf normal ; *hypo-* ou *anesthésié*, s'il faut une forte pression pour provoquer de la douleur ou même pour faire sentir au sujet la pression.

C'est sur ces faits que l'on se base pour le traitement des différentes névralgies.

— Quant à l'anesthésie d'une région, il faut d'abord s'assurer que la cause ne soit pas centrale. S'il s'agit d'une anesthésie *a frigore*, par compression ou par anémie, je préfère le traitement manuel au courant galvanique ; on peut, en effet, avec la main plus sûrement isoler l'intervention au nerf même que l'on veut influencer, qu'avec le courant électrique dont la localisation est extrêmement difficile. Souvent, l'électricien, pour exciter un nerf dont la sensibilité est diminuée ou abolie, doit se servir d'un courant assez fort pour surexciter les autres nerfs du voisinage par leurs anastomoses avec le nerf malade.

L'anesthésie hystérique n'est pas, selon nous, du ressort du traitement manuel.

— Le clinicien doit bien se pénétrer de l'idée que les névralgies se traitent et par *massage local* et *général* et par des *mouvements*, car l'état général est souvent intéressé lui aussi.

Il faut, en effet, combattre l'atrophie musculaire, coexistant souvent avec la névralgie, par tous les moyens dont on dispose. Ceci quand la motilité commence à être compromise, parce que le malade évite de faire des mouvements, par crainte de provoquer de la douleur, et a plus forte raison encore, quand la parésie ou la paralysie se présente comme conséquence presque certaine d'une innervation défectueuse.

Ce massage musculaire influence les terminaisons des nerfs malades, mais il ne faut pas non plus oublier l'effet de ce traitement sur la circulation et la nutrition.

— Chez les arthritiques les névralgies dépendent souvent d'une simple compression mécanique du nerf, occasionnée par des néoformations pathologiques dans les tissus ambiants (panniculite, myite, aponévrosite). Quand ces produits pathologiques, dont on ignore la nature anatomo pathologique, ont diminué ou disparu, la névralgie cesse. Mais, quelque fois, le nerf lui même est intéressé par de la sclérose de sa gaîne qui comprime ses cylindre-axes (*Zederbaum*), et on sent alors le calibre du nerf diminué en certains endroits. On trouve aussi des adhérences entre la gaine de *Schwann* et l'entourage ; il faut les dissocier.

On a voulu expliquer (*Winternitz*) la sensation de fatigue, éprouvée par le malade, par l'accumulation de déchets de fatigue dans le nerf tout comme dans les muscles, quand ils sont exposés au surmenage. Le traitement manuel, excitant les vasomoteurs, aurait donc pour effet d'éveiller une circulation plus active, qui neutraliserait et éloignerait les matières toxiques accumulées (acide lactique, phosphate acide de soude et toxines tétanisantes).

J'ai fait exciser deux de ces indurations myitiques du trapèze chez deux individus à Stockholm (1898), mais l'examen histologique n'a donné autre résultat que la constatation d'une hyperplasie conjonctive avec néoformations vasculaires. Les recherches que j'ai reprises plus tard n'ont pas encore donné de résultats précis ; elles sont encore en cours.

Si l'induration est de date récente, elle cède assez vite au massage, mais devenue chronique, il faut se contenter de la diminuer. Alors elle augmente souvent de volume et de sensibilité sous l'influence du temps humide et des refroidissements, ce qui prouve bien sa nature rhumatismale — et les malades ont bien raison quand ils disent, « que le massage les guérit bien pour quelque temps, mais qu'il faut le reprendre de temps à autre s'ils ne veulent souffrir de nouveau » — . Mais ces indurations sont aussi souvent constituées par des résidus d'épanchements ou d'extravasations, dus à des déchirures plus ou moins grandes, dont la guérison a été « laissée à elle-même », c'est-à-dire sans massage.

Pour être à même de bien suivre le trajet d'un nerf, on recherche d'abord ses divers points d'émergence, ces « points de *Valleix* », où le nerf sort d'un canal ou d'un orifice osseux, aponévrotique ou musculaire, nu ou couvert par des masses musculaires peu épaisses. C'est contre la surface osseuse que la compression du nerf se fait le mieux.

Le traitement manuel local — par le massage — se fait en effleurant, en pressant, en vibrant et en déplaçant le nerf transversalement par rapport à sa direction longitudinale pour rompre les adhérences que la gaîne d'un nerf malade contracte souvent avec les tissus qui l'entourent. La manipulation doit nécessairement être plus forte là où le nerf est couvert par des couches musculaires épaisses.

De ces indications dérivent naturellement les manipulations suivantes :

Effleurage,

Ecrasement et *compression*,

Tapotement et *percussion pointée*,

Foulage,

Tremblement et *vibration*.

Pour l'écrasement, la compression, le tremblement et la vibration on se sert volontiers du dos de l'ongle plutôt que de la pulpe digitale. Le toucher est plus dur, mais il est aussi plus exact.

Faut-il commencer le traitement d'un nerf vers sa racine ou vers ses terminaisons ? Nous allons consulter *Kellgren*, autorité aussi grande en cette matière que fut *Thure Brandt* en massage gynécologique.

Kellgren décrit deux procédés différents pour le traitement manuel des nerfs :

1° Des attouchements exécutés transversalement, par rapport aux nerfs et *dans n'importe quel sens*, avec les pulpes des doigts, de la façon dont procède un joueur de harpe ;

2° Des vibrations au-dessus du nerf, en suivant son trajet *dans le sens centripète*, avec la pulpe digitale ; ou bien, en maintenant le nerf fixé et en vibrant au-dessus des points douloureux qu'il présente.

Pour la démonstration des effets de l'attouchement, le nerf médian est tout indiqué, et le sujet éprouve la même sensation que par l'excitation électrique ; le nerf sus-orbitaire est un bon exemple pour l'emploi des vibrations.

Par quelle manipulation doit-on commencer le traitement ? Sur ce point, le traitement manuel des nerfs diffère des autres traitements manuels, en ce sens que l'effleurage ne convient pas du tout comme manipulation de début, quand il y a hypéresthésie. Alors, il vaut mieux entreprendre une manipulation plus décisive, comme la compression, l'écrasement ou le foulage.

Le tapotement et la percussion pointée servent à combattre l'anesthésie et à diminuer la douleur en certaines circonstances.

Le tremblement et la vibration finissent la séance, ceci est d'importance capitale.

Il arrive malheureusement trop souvent, que les premières séances augmentent ou réveillent la douleur ; il faut en avertir le sujet par avance, quoique ces douleurs s'apaisent, souvent durant la séance même.

— L'effet du traitement manuel en cas d'affection idiopathique des nerfs périphériques — affections nerveuses d'origine rhumatismale — est sûr, surtout si la lésion n'est pas de trop vieille date. Des névralgies, des anesthésies, et des paralysies, dus à des lésions des centres nerveux, sont accessibles aux agents thérapeutiques mécaniques. Ceux-ci s'adressent en outre aux lésions musculaires consécutives et s'attaquent tant aux muscles parésiés ou paralysés qu'aux antagonistes contracturés.

— Quelques mots encore sur les contractions douloureuses ou *crampes*. Les crampes professionnelles, parmi lesquelles la *crampe des écrivains* est tout à fait typique, doivent être spécialement mentionnées.

Le traitement manuel de ces affections est toujours long et c'est la raison pour laquelle le sujet, n'ayant pas le courage de continuer, se lasse quelquefois avant la guérison.

Les manipulations à employer sont la *compression* des nerfs intéressés, le massage général et spécial du membre malade et beaucoup de mouvements de gymnastique passifs et actifs.

Il faut nécessairement les apprendre au sujet, afin qu'il puisse les exécuter chez lui plusieurs fois par jour.

Je me dispense d'insister davantage, parce

que ces cas doivent être confiés aux spécialistes, et aux plus habiles encore.

Névralgie cervico-faciale.

C'est un peu à propos des arthritiques que nous signalons ici les indurations pathologiques des tissus. *Henschen* et *Norström* les accusent de produire les névralgies qui nous occupent en ce moment.

Ces indurations donnent au doigt qui les palpe l'impression d'un corps rond ou oblong plus ou moins gros, mais qui augmente de volume quand on fait contracter le muscle. Leur consistance est pâteuse, quelquefois un peu élastique ou même dure ; souvent elles crépitent sous la pulpe digitale. Elles sont faciles à distinguer des autres organes surtout à cause de la sensibilité au toucher qui ne manque presque jamais, même en cas d'indurations chroniques. Il faut, cependant, bien les distinguer des lipomes, des ganglions lymphatiques ou des névromes.

Ce sont ces indurations locales que l'opérateur doit tâcher de faire résoudre par le massage. Elles se trouvent surtout dans la musculature de la nuque (trapèze, sterno-cleïdo-mastoïdien, splénius, complexus, etc.) du cuir chevelu (surtout au niveau des insertions musculaires occipitaux, frontaux et temporaux) et

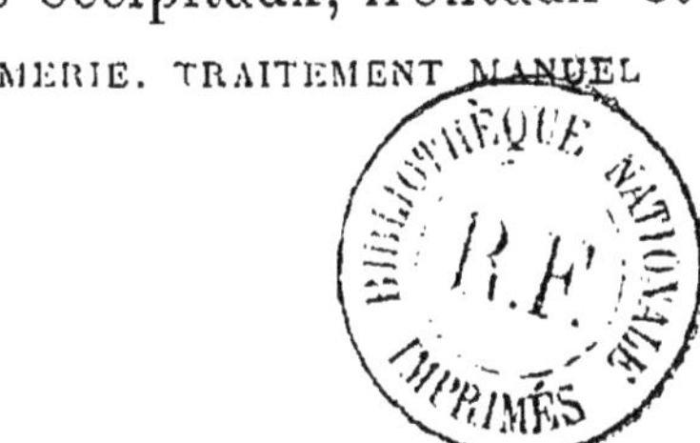
BIBLIOTHÈQUE NATIONALE R.F. IMPRIMÉS

de la face. Il ne faut, cependant, pas trop insister pendant les premières séances, de peur de provoquer une crise ou d'augmenter la douleur déjà existante.

— Mais c'en est assez sur ce point. Dans les névralgies proprement dites de la tête et surtout de la face il faut toujours, avant de penser à intervenir par le massage, adresser le sujet qui souffre, à un bon dentiste qui s'assure qu'il n'y a pas lieu à une intervention de son art. Cependant, on ne saurait me taxer d'exagération si je disais que le massage trouve aussi son emploi dans l'art dentaire ; le dentiste fait même quelquefois du massage. La manipulation dont il se servira c'est l'effleurage des gencives qui est favorable contre les gingivites et névralgies d'origine dentaire.

— Dans *la névralgie sus-orbitaire* le point d'attaque pour la compression du nerf (voyez la page 94), est l'incisure ou le foramen sus-orbitaire pour *le nerf sus-orbitaire ou frontal externe* ; allez un peu plus en dedans pour trouver *le nerf frontal interne.*

Très souvent une autre branche du trijumeau, le *nerf auriculo-temporal*, situé au devant du conduit auditif externe, est intéressé dans cette névralgie sans compter ses anastomoses avec les nerfs frontaux.

Dans *la névralgie cervico-occipitale* on commence par la compression des *nerfs occipitaux* (grand ou d'*Arnold* (1) et le petit (2) à leur émergence, c'est-à-dire là où ils traversent le grand complexus à l'angle de rencontre des bords du trapèze et du splénius pour le premier et dans les fibres supérieures du trapèze, tout près de la ligne médiane, pour le second.

Derrière l'oreille, ou plus précisément : un peu au-dessus du milieu de la hauteur du cou, entre le bord antérieur du trapèze et le bord postérieur du sterno-cleïdo-mastoïdien, montent les branches cervicales et mastoïdiennes du *plexus cervical superficiel*, qui, ainsi que leurs anastomoses avec les nerfs occipitaux, sont intéressées dans ces névralgies, ce qui en explique les irradiations à distance.

Tous ces nerfs montent à peu près en ligne droite en haut vers le vertex, en contractant de nombreuses anastomoses. Voilà pourquoi, pour la tête, on commence sur le vertex, en suivant les branches principales et leurs anastomoses pour descendre ensuite vers les émergences.

Une manipulation favorable vers la fin de la séance et agréable pour le sujet, consiste à tenir

(1) Branche postérieure de la deuxième paire cervicale des nerfs rachidiens.

(2) Branche postérieure de la troisième paire cervicale des nerfs rachidiens.

les doigts écartés comme les dents d'un gros démêloir, en suivant avec les ongles, la surface du cuir chevelu plusieurs fois du front vers la nuque.

La séance doit finir par quelques mouvements de gymnastique médicale qui décongestionnent la tête, par exemple :

Circumduction prudente et torsion de la tète ;

Redressement du tronc avec résistance ;

Circumduction du tronc ;

Flexion du tronc, avec résistance, dans l'attitude tendu-debout ;

Abaissement et redressement du tronc en quatre temps ;

Ouvert-debout ; l'opérateur porte les bras en avant, pendant que le sujet fait de la résistance ;

Flexion et extension de la jambe, avec résistance, dans les attitudes couché ou à plat ventre.

— En effet, les expériences de *Nœgeli* démontrent que les mouvements de la tête agissent sur la circulation veineuse de plusieurs façons. Ils amènent :

1° L'élongation des veines jugulaires ; leur coupe étant normalement ovale devient circulaire par la tension du vaisseau et elles peuvent, par conséquent, charrier plus de sang. La face s'anémie à vue d'œil. De plus, les courbures du vaisseau s'effacent et l'on conçoit dès lors toute l'action des modifications de la circulation des jugulaires sur la tension veineuse intracérébrale et celle du liquide céphalo-rachidien. L'élongation produit un allongement de près de 5 centimètres.

La technique est la suivante. L'opérateur, placé derrière le malade, saisit la tête, le pouce derrière, les autres doigts devant l'oreille, et appuie ses coudes sur les épaules du malade. En soulevant la tête, on évite soigneusement toute compression du cou.

2° Par deux autres mouvements de la tête *Nægeli* veut faciliter le courant artériel, et, par conséquent, indirectement, le retour du sang veineux.

Placé de la même façon que dans le premier mouvement, l'opérateur plie la tête fortement en arrière, puis en avant, en tendant le cou avec une certaine décision.

Névralgie intercostale.

L'élément étiologique de cette névralgie est tellement variable selon les cas, qu'il faut absolument le déterminer avant d'essayer utilement le traitement manuel. On n'a évidemment aucune chance d'obtenir la guérison, si l'affection est de nature centrale (tabes dorsalis, méningite et myélite spinale, mal de Pott), ou bien un symptôme d'anévrysme de l'aorte ou de tuberculose pleuro-pulmonaire.

Si la névralgie est, au contraire, idiopathique, on trouve régulièrement trois points plus ou moins douloureux :

Le *point vertébral*, à la partie postérieure de l'espace intercostale, en dehors des apophyses transverses des vertèbres (émergence du nerf intercostal hors du trou intervertébral) ;

Le *point latéral*, au milieu de l'espace intercostal, là où les rameaux perforants latéraux émergent ;

Le *point médian*, près du sternum, là où sort le rameau perforant antérieur.

Chacun de ces rameaux perforants se divise en deux filets, se dirigeant à droite et à gauche à partir du point d'émergence.

Traitement. — On se sert d'écrasement et de tapotement des points douloureux avec effleurage de toute la moitié du thorax où existe la névralgie.

Le traitement du nerf est nécessairement douloureux et on fera bien de finir par des tremblements de la région endolorie.

Il est prudent de commencer l'intervention dans la région des côtes inférieures par un massage abdominal, d'autant plus indiqué que les douleurs intercostales s'accompagnent souvent d'affections gastro-intestinales méconnues.

Névralgie sciatique.

Cette affection atteint les sujets arthritiques ; elle est, certainement, sous la dépendance des variations de température et favorablement influencée par la chaleur.

Les crises de sciatique sont interrompues par des rémissions indolores.

On distingue la *sciatique rhumatismale névralgique* de la *névrite sciatique* ; toutes deux peuvent retentir sur les autres nerfs du voisinage, spécialement sur le crural et ses branches et les autres rameaux du plexus lombaire.

La dénomination de « sciatique » comporte, même pour certains médecins, la névralgie du plexus lombo-sacré.

Nous visons ici, spécialement, le traitement de la sciatique rhumatismale. Alors, on trouve souvent comme aussi dans la névrite, des renflements sur le trajet du nerf et des points plus sensibles et plus douloureux que d'autres. Mais, c'est avant tout la musculature que l'on doit bien palper, parce que l'on y rencontre ces infiltrations et ces indurations que nous avons déjà signalés.

On examinera avant tout le malade pour s'assurer qu'il n'y a pas de compression du nerf ou de ses racines par un mal de Pott, un cancer vertébral, une tumeur pelvienne ou bien de la myélite, ou enfin un état général toxique ou dyscrasique (blennorrhagie, syphilis, diabète, saturnisme).

En somme le traitement que nous préconisons est très favorable, dans les cas *de sciatique rhumatismale*, c'est-à-dire idiopathique, *unilatérale* et névralgique. En cas de névrite sciatique bilatérale, on peut améliorer et même guérir par ce traitement un malade chez lequel toute sorte de médication a été essayée en vain pendant des années, mais cela est beaucoup plus rare.

Une névrite sciatique qui, pendant deux ans, avait résisté à tous les moyens employés, même à l'électrisation pratiquée par un spécialiste, a été traitée par nous à Broussais, en 1900-1901, dans le service de notre Maître, M. le Professeur *Gilbert*. « La scoliose de défense contre la douleur » (de *Charcot* et *Babinski*, Archives de neurologie, 1886) était très prononcée chez ce malade (voyez les figures ci-jointes, 4, 5, 6), et elle avait encore augmenté après que le jeune homme (21 ans, réformé de l'armée) eut repris son métier de jardinier ; mais ses douleurs avaient cessé. Nous l'avons revu en 1903 avec une notable amélioration de sa scoliose.

Traitement. — Il faut distinguer les points

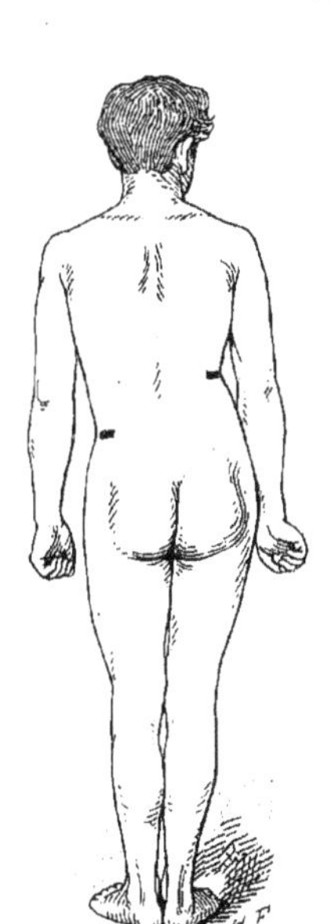

Fig. 4.
Avant le traitement.

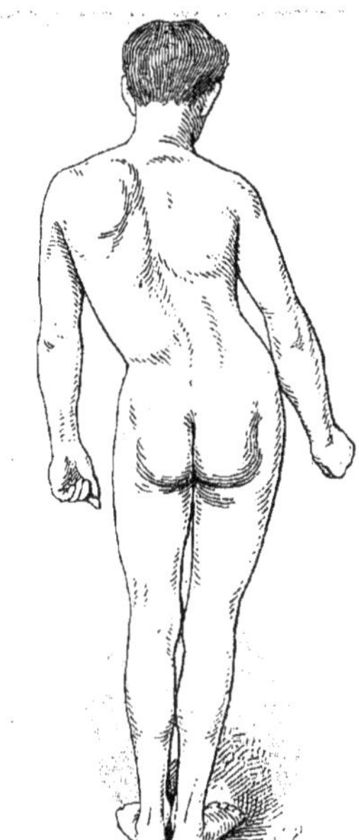

Fig. 5.
Pendant le traitement

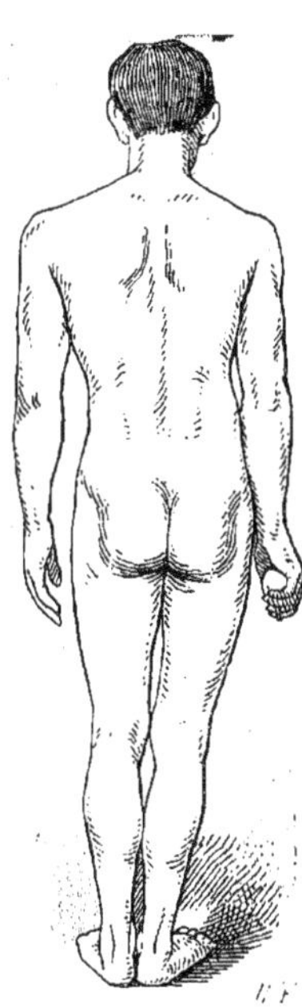

Fig. 6.
Après le traitement.

douloureux : lombaire ; de le grande échancrure sciatique ; poplité ; péronier ; malléolaire externe et malléolaire interne (inconstant) ; calcanéen ; et traiter en outre tout le membre, en insistant, naturellement, sur l'entourage immédiat du nerf. Le traitement des points névralgiques se fait par : *écrasement, vibrations, tapotement*, et *tension du nerf* (voyez le traitement manuel de l'ataxie locomotrice, p. 118) ; le traitement général du membre s'attaquera à sa totalité, même à sa face antérieure.

C'est-là aussi le traitement qui convient à la *névralgie crurale.*

Associez-y volontiers des bains chauds simples ou sulfureux à 36°, prolongés une demi-heure, de préférence le soir, pour que le malade se repose après et ne s'expose pas au refroidissement. Chez un goutteux pourtant, méfiez-vous de l'hydrothérapie : ne l'employez que modérément.

Un dernier mot : il y a encore des sciatiques variqueuses ; j'en ai dit assez ailleurs sur l'utilité du massage chez le variqueux pour ne pas insister davantage ici sur ce point. Enfin il faut observer que la sciatique des diabétiques ne tire aucun profit du traitement manuel *local*.

Lumbago traumatique.

Un sujet, dont les extrémités inférieures seront fixées, fait un brusque tour de reins; aussitôt il éprouve dans la légion lombaire une douleur vive et instantanée comme l'éclair. Si l'on palpe l'endroit douloureux, on découvre un empâtement plus ou moins sensible au toucher. La vraie lésion anatomique se borne généralement à la rupture ou à la distension « tiraillement » de fibrilles musculaires isolées, suivis d'un épanchement sanguin intra-musculaire ou intra-ligamenteux. Cet épanchement est, cependant, souvent situé très profondément.

Je crois devoir vous rappeler *l'innervation du dos et des lombes*, pour vous bien faire juger du degré de la force à employer pour le massage, afin de ne pas réveiller de douleurs inutiles chez le sujet.

Les *muscles* (le long du dos et le sacro-lombaire) sont innervés par les branches postérieure des nerfs rachidiens :

Thoraciques, du 2e au 8e nerfs dorsaux et *abdomino-pelviennes*, du 9e au 12e nerfs dorsaux et tous les nerfs *lombaires*, *sacrés* et *coccygiens* ;

Les rameaux externes des thoraciques et des abdomino-pelviens supérieurs sortent de l'espace celluleux qui sépare ces deux muscles.

La peau des régions fessière et sacro-coccygienne est innervée :

Vers la ligne médiane par le filet interne, et en dehors par le filet externe des *branches postérieures abdomino-pelviennes;* au niveau du sacrum *les branches postérieures des cinq nerfs sacrés* débouchent par les trous sacrés postérieurs et elles s'anastomosent en arcades dans les gouttières sacrées.

Il faut tout particulièrement faire attention au *filet sensitif de Cruveilhier* qui se détache à la première arcade et se dirige verticalement en bas entre le petit ligament sacro-sciatique et le grand fessier pour devenir sous-cutané.

Traitement. Le traitement manuel est pour cette lésion certainement supérieur à n'importe quel moyen thérapeutique.

Manipulations. On se sert de :

Ecrasement, pour dissocier les petits corps étrangers constitués par les hématomes ;

Effleurage, pour disperser sur une surface de résorption plus grande les produits écrasés ;

Tapotements.

Mouvements passifs et actifs, pour jouer le rôle, par la contraction musculaire et aussi tout à fait mécaniquement, de pompes aspirantes qui augmentent l'absorption ; ils empêchent l'atrophie, en obligeant le malade à se servir de ses muscles, quoique endoloris. La séance commence naturellement, comme presque toujours, par un massage préparatoire de l'entourage et par l'effleurage de l'endroit lésé, pour l'anesthésier.

Si vous laissez, comme il arrive souvent, la lésion traumatique « guérir toute seule », vous trouverez, tôt ou tard mais presque toujours, des indurations intra-musculaires, aponévrotiques ou dermiques (appelées *myite*, *aponévrosite* ou *panniculite* (cellulite) chronique par les auteurs suédois). Il faut, pour le cas qui nous occupe, ajouter à cette dénomination « traumatique », car on trouve aussi des indurations de même nature dans des cas où l'on n'a pu noter aucun traumatisme ; on a appelé ces indurations « rhumatismales ».

Ces formations pathologiques ont comme lieux d'élection le deltoïde, le sus-et le sous-épineux, le grand pectoral, le quadriceps fémoral et les fessiers ; mais elles ne sont pas rares non plus dans la région lombaire, où le lumbago traumatique est si fréquent. Elles s'accompagnent presque infailliblement d'atrophie musculaire car le malade redoute de se servir du groupe musculaire malade ; il y a aussi, certainement, d'autres raisons, mal connues d'ordre dystrophique, direct ou réflexe.

Ces indurations sont la vraie raison mécanique des névralgies et de plusieurs affections professionnelles.

La chronicité de ces formations pathologiques rend le traitement long et laborieux ; mais il est couronné de succès, si l'on a de la persévérance.

Il ne faut pas confondre ces indurations, très communes, avec les nodosités, très rares, décrits par *Frörip* et *Wirchow*, et qui sont de nature franchement *fibreuse*.

Niehaus a proposé de les résoudre par des cataplasmes chauds, de les écraser pendant la narcose avec un massage des plus intenses, véritable « écrasement » ou « éclatement », et ensuite de favoriser la résorption des produits pathologiques dissociés par un massage doux ordinaire.

Non moins rares sont les myosites ossifiantes qui passent de la sclérose à la calcification ; on en trouve des cas d'origine professionnelle dans les adducteurs des cavaliers et dans le deltoïde gauche des fantassins.

La chaleur les influence favorablement, comme le massage. Voilà pourquoi les bains de boue, le massage sous l'eau, etc., produisent des améliorations indéniables « des douleurs ».

Beaucoup de médecins nient, cependant, encore l'effet bienfaisant du massage dans les affections rhumatismales, en se basant sur « le long temps qui est nécessaire pour les améliorer ou les guérir » et il est vrai, que souvent on n'a pas de résultat, parce qu'*on cesse trop tôt le traitement manuel.*

On ne sait malheureusement pas ce qu'est le rhumatisme ; mais il est de fait que le malade éprouve du soulagement après la séance, en partie parce que le traitement *réchauffe* l'endroit malade et après un traitement assez long on n'a pas de récidives.

— L'affection très douloureuse de la région coccygienne, qu'on a appelée *coccygodynie*, est rarement une névralgie du plexus coccygien. Plus souvent elle dérive d'une affection osseuse comme par exemple une subluxation d'une des vertèbres coccygiennes, une lésion d'ordre obstétrical ou des hémorrhoïdes internes.

Le traitement manuel soigne ces douleurs par du tremblement et des vibrations. (Voyez le traitement des hémorrhoïdes dans *Le massage abdominal* par de Frumerie, Paris, 1903).

Torticolis rhumatismal.

Avant de commencer le traitement manuel, il faut, par tous les moyens, chercher à se rendre un compte exact de la nature de l'affection. Il y en a, en effet, dans cette région une arthrite tuberculeuse, *le mal sous-occipital* (1), qu'il faut respecter puisqu'elle demande l'immobilisation la plus parfaite — seul traitement qui soulage et guérisse le malade. C'est ici comme dans les autres maux de Pott, ou toute autre tuberculose locale, par l'ankylose que la nature répare les lésions osseuses ; et cette ankylose il la faut strictement respecter.

Quand on est sûr, que l'affection n'intéresse pas les vertèbres, il convient d'examiner si elle est musculaire, ligamenteuse ou nerveuse, ou bien les deux à la fois.

Les organes généralement intéressés sont : les muscles sterno-cleïdo-mastoïdiens, la portion claviculaire du trapèze, le splénius et l'angulaire de l'omoplate et même les différents muscles des couches profondes de la région, ainsi que l'appareil ligamenteux.

Rappelez-vous à propos de la physiologie de ces muscles, que :

Si un seul des sterno-cléido-mastoïdiens, des grands complexus ou des splénius se contracte, la face se tourne du côté opposé, en même temps que la tête se fléchit ; mais la contraction

(1) Voyez un cas de *Bouvier*, dans la chirurgie orthopédique de *St-Germain* (1883), où il a pu constater à l'autopsie d'un sujet mort de fièvre typhoïde, qu'une affection, diagnostiquée torticolis musculaire, pendant la vie, intéressait les masses latérales de l'atlas qui étaient détruites par la tuberculose.

d'un seul des petits complexus fait tourner la tête de son côté.

Le traitement commence par l'effleurage pour anesthésier les parties souvent très douloureuses et rendre les mouvements passifs possibles. Par ces mouvements on cherche à distendre au maximum les muscles malades et même à exécuter une extension qui dépasse leur champ d'excursion physiologique (hyperextension). En pétrissant les masses musculaires on va, sans exception, découvrir entre leurs fibres, dans les aponévroses ou bien dans le tissu conjonctif sous-cutané, des indurations (myites, aponévrosites, panniculites), qui, comme des corps étrangers, compriment les nerfs sensitifs et provoquent la douleur. Leur nature est *traumatique* ou *rhumatismale*.

Après avoir traité les muscles directement intéressés, on doit s'occuper aussi des antagonistes, qui, à cause de l'immobilisation dans une fausse position par le malade lui-même par crainte de douleur, ont été distendus.

A l'aide du tapotement, des mouvements passifs et des effleurages (pour anesthésier les douleurs que l'on réveille ou augmente nécessairement) on finit la séance, qui devra cependant, autant que possible, être reprise dans le courant de la journée.

Il n'est pas facile de faire résoudre complètement les indurations devenues chroniques. L'écrasement violent, préconisé par *Niehaus*, ne m'a jamais donné de résultats, mais des pointes de feu, petites et appliquées en grand nombre, le traitement une fois terminé, me semblent favorables. Il faut remarquer que *la diminution* des indurations suffit à enlever la douleur.

Faute de soins prolongés, la douleur revient infailliblement quand l'individu s'expose aux courants d'air et à la fatigue. En effet, cette affection, conséquence d'un état arthritique, est très sujette aux récidives comme toute affection rhumatismale.

Si l'affection est une véritable névrite, je ne saurais dire *comment* agit le massage, mais je suis sûr d'en avoir guéri quelques-unes et amélioré bon nombre.

Affections du système nerveux central

Céphalalgie

La céphalée est due aux causes les plus diverses : tantôt elle est symptomatique d'une lésion cérébro-méningée (méningites en plaques, tumeurs cérébrales, etc.), tantôt elle est le fait de troubles circulatoires locaux (surmenage cérébral, anémie cérébrale, artério-sclérose), troubles circulatoires réflexes (affections gastriques, utéro-ovariennes), ou de diverses intoxications (tabagisme, alcoolisme), auto-intoxications (constipation chronique, insuffisance hépatique, néphrite chronique, arthritisme), ou infections (syphilis), — on connaît encore la si pénible et si tenace céphalée neurasthénique.

C'est surtout dans les cas où la céphalée est due à la gêne de la circulation cérébrale, à la congestion encéphalique, que le massage par ses effets dépléteurs rendra les plus grands services. On fera donc d'une part des mouvements de gymnastique médicale décongestionnants de la tête (ne pas oublier les inspirations profondes et les expirations prolongées) ; d'autre part le massage ira s'attaquer à l'organe, d'où partent les réflexes circulatoires nuisibles au cerveau, activer la diurèse par le massage abdominal, combattre la coprostase par le massage de l'intestin.

Le massage peut s'adresser, d'ailleurs, dans ces cas, directement à la circulation encéphalique.

N. B. — Faites examiner les yeux, surtout chez l'enfant et l'adolescent qui souffrent de céphalalgie persistante (*A. Trousseau*).

Tabes

C'est un principe, *qu'il existe une relation intime entre les nerfs périphériques et la moelle épinière, et qu'en agissant sur les premiers on peut agir en même temps sur la seconde ;* il est actuellement admis par les neurologistes, à ma grande joie, car je m'étais permis de le hasarder il y a dix ans, non sans m'attirer quelques blâmes. Les masseurs d'alors, il faut le dire, n'avaient guère le droit d'être écoutés, alors même qu'ils parlaient de ce qu'ils observaient pendant leurs manipulations.

Le fait est que la mise en jeu directe des vaso-moteurs périphériques se transmet aux plexus du grand sympathique, et que c'est ainsi qu'il faut expliquer beaucoup de phénomènes, dits dynamiques ou réflexes ou même attribués au compte de la suggestion, ce fameux antagoniste du traitement manuel.

Si la cause ordinaire du tabes semble être la syphilis, il n'existe guère de maladie dont la symptomatologie soit plus variée. Les guérisons souvent citées ne sont, en réalité, que des périodes de rémission, aussi variables, d'ailleurs, dans leur degré que dans leur durée. Il est vrai que les formes du tabes varient aussi à l'infini, et le traitement manuel qui convient à l'une n'est nullement favorable à l'autre.

Les deux desiderata fondamentaux que doit réaliser chaque intervention manuelle (tantôt *stimuler*, tantôt *calmer)* peuvent tous les deux en temps opportun, s'imposer à l'esprit de l'opérateur. Cependant, d'après notre expérience déjà longue, la nature de l'intervention doit plutôt être *calmante*, et même les manipulations stimulantes dont on se sert contre l'anesthésie, ne doivent être employées qu'avec grande modération, si l'on ne veut voir le malade aller de mal en pis, jusqu'à l'hyperesthésie. Proscrivons donc toute intervention brusque et violente, y compris, nécessairement, les tapotements.

On peut se servir, pourtant, mais, à titre d'exception, de vibrations fortes et d'écrasement.

Les manipulations indiquées dans ces cas sont les différentes formes d'*effleurage* — superficiel et profond — et *la compression prolongée à pleines mains*, que j'ai proposée, le premier, et qui donne de très bons résultats contre les douleurs fulgurantes.

Ces douleurs ne sont pas, en effet, soulagées par les manipulations ordinaires, pas même, quoiqu'on dise, par des séances répétées de larges effleurages. Mais, le point important, c'est que la compression prolongée à pleines mains soulage en quelques minutes et fait souvent cesser des douleurs qui ont résisté à d'autres moyens assez énergiques.

Outre les larges effleurages ordinaires, on

emploiera les *effleurages profonds*, seule manipulation stimulante utile, associée à la compression prolongée précitée, et aussi *le tremblement* des viscères abdominaux,

Ajoutons enfin le mode d'*extension* que nous avons imaginé et que nous jugeons de beaucoup préférable à la suspension.

Cette extension s'effectue de la manière suivante. Le sujet est couché sur un lit dont le rebord n'est pas trop élevé ou sur une chaise longue. Il place ses pieds contre la poitrine de l'opérateur, qui saisit ses mains dans les siennes. L'opérateur tire ensuite, à trois ou quatre reprises, le malade sur lui, en l'invitant à se laisser aller sans pourtant fléchir les genoux. En faisant un mouvement vibratoire avec les bras, l'extension agit encore mieux et sur la moëlle et sur les sciatiques et sur les tissus ligamenteux et musculaires du dos, sur lesquels on opère néanmoins avec assez d'énergie mais sans violence. Le mouvement influe aussi sur les plexus brachiaux, et ce genre d'extension n'offre aucun danger pour le col fémoral, si fragile chez certains tabétiques.

Un autre mouvement que l'on pourrait peut-être autoriser le sujet à exécuter chez lui avec l'aide de quelqu'un de son entourage, et qui agit en étendant la moëlle comme la suspension, est le suivant :

Le malade se place debout devant un meuble sur lequel il appuie ses mains, les pieds serrés et posés à une distance que l'on augmente graduellement, à mesure que l'état s'améliore. En invitant le sujet à ne pas fléchir les genoux ni détacher les talons du sol, l'aide le pousse en avant par une pression continue, exercée entre les deux omoplates. On renforce l'effet du mouvement en plaçant sous les pieds du sujet, une planche légèrement montante, avec l'appui de traverses, si l'on veut, et sur laquelle le sujet monte de plus en plus, à mesure que l'on peut forcer l'extension.

— A propos de la *rééducation*, un seul mot. Son but est de rééduquer le *sens musculaire* perdu dans le tabes, ce qui rend les mouvements incoordonnés, quoique l'action de la volonté et la contractilité persistent. Le malade anesthésié n'a pas assez conscience de la fatigue pour se garer du surmenage ; il faut donc le surveiller.

L'opérateur fera bien, pendant les intervalles de repos, d'exécuter de larges effleurages ; c'est dire que les exercices de rééducation ne doivent guère être confiés au malade seul, mais s'accomplir, de préférence, sous les yeux du médecin.

— Quant au massage de la vessie, voici encore quelques aperçus :

Nous avons plusieurs observations, où des masseurs, reconnus habiles, ont provoqué des cystites très longues à guérir, et très certainement par un massage défectueux et trop violent.

La parésie vésicale chez les tabétiques peut être combattue par :

1° Un prudent massage abdominal ;

2° Des tremblements de la région vésicale ; l'on peut même se hasarder à enfoncer ses doigts recourbés derrière le pubis pour mieux atteindre l'organe.

Il est préférable de remplir la vessie environ au tiers d'eau boriquée ; c'est dire que l'organe pendant le traitement manuel, ne doit ni être vide, ni contenir des urines septiques.

J'ai pratiqué plusieurs fois, avec d'excellents résultats, ce traitement de la vessie, me basant sur ce fait, que la vessie comme les autres viscères a une riche innervation interstitielle. Par conséquent, c'est la paroi vésicale qu'il faut atteindre avec la main. Ceci n'empêche pas d'étendre à la région périnéale, comme à la région fessière, le bénéfice de l'effleurage profond et des pressions continues à pleines mains.

— Quant au massage direct des organes génitaux chez les ataxiques, préconisé par *Zabludowski*, il est à tout le moins hasardeux, pour ne pas dire plus.

En soignant le tabes, ne vous abusez pas : *on améliore les symptômes, on ne guérit pas la lésion.* La plus grande difficulté du traitement manuel de cette affection est, justement, de pouvoir juger, d'une façon précise, le résultat réellement obtenu ; ou à des mieux non motivés, dus ou non à l'intervention.

Hémiplégie

Tout le monde sait qu'il y a des hémiplégies qui guérissent spontanément et très bien ; qu'il y en a d'autres qui laissent un côté affaibli définitivement, surtout le membre supérieur ; d'autres enfin qui restent à peu près stationnaires ou empirent légèrement avec l'âge.

Le traitement manuel ne doit donc, nullement, prétendre guérir une hémiplégie, mais il peut amener une amélioration considérable et empêcher une aggravation de l'état local.

La ligne de conduite est d'abord, de ne pas intervenir tout de suite après l'attaque, mais attendre quelque temps et, le traitement commencé, de procéder avec beaucoup de prudence et sans brusquerie.

Pendant le massage général insistez beaucoup sur le massage abdominal et les mouvements et stimulez l'innervation selon les besoins.

Quant aux contractures, il nous faut en

parler tout particulièrement, parce qu'on risque de faire beaucoup de mal, si l'intervention manuelle est intempestive ou maladroite.

D'abord, il ne faut intervenir que quelques semaines après que la paralysie s'est montrée; ensuite, se rappeler que ce sont *les extenseurs* qui doivent être massés et fortifiés avec tous les moyens possibles et nullement leurs antagonistes, les fléchisseurs. Les fléchisseurs, contracturés, doivent être allongés prudemment et graduellement et, en temps voulu, par l'hyperextension associée pour l'avant-bras, par exemple, aux mouvements de supination, c'est-à-dire par des mouvements appropriés. Mais on ne doit pas les masser, à proprement parler, *avant que la contracture des extenseurs n'ait diminué.*

C'est justement à cause de ce précepte et de la difficulté de localiser et de doser rigoureusement l'énergie électrique, que l'électrothérapie doit être suspecte dans le traitement des contractures.

Il faut de plus faire faire des mouvements passifs aux articulations du membre parésié pour prévenir les raideurs articulaires, quelque fois très douloureuses.

Neurasthénie

Il est important pour l'opérateur de poser un diagnostic ferme de cette affection avant d'intervenir, car il arrive, trop souvent, que sous cette épithète, se cache une affection organique ayant passé inaperçue.

S'il y a réellement neurasthénie, il faut se rendre compte de l'état de *la tension artérielle*. Cette tension peut être au-dessous de la normale (17 centimètres au sphygmomanomètre Potain) ou au-dessus.

L'*hypotension artérielle*, la forme classique nous montre un neurasthésique dont « les nerfs sont épuisés » mais qui est irritable par faiblesse. On l'appelle un neurasthésique *cérébral* ou excité. Il est surmené physiquement ou cérébralement, et notre premier devoir est d'éviter toute cause d'épuisement de toute nature ; nous le mettons au repos.

On distingue la neurasthénie symptomatique de la neurasthénie vraie. La première qui peut être tuberculeuse, syphilitique, etc., doit évidemment avant tout être attaquée dans sa cause. La seconde, il faut la soigner par la suralimentation et laisser manger aux malades ce qu'ils veulent ; ce sont souvent les aliments les plus indigestes, qui sont le mieux tolérés par eux. Sans appétit et avec des troubles gastriques, leur suralimentation est toujours difficile. Les vins dits fortifiants ne leur font que du mal, à cause de l'alcool qu'ils contiennent.

C'est dans cette forme de la neurasthénie

qu'il faut faire le massage avec beaucoup de prudence et très légèrement, parce que le malade vous répète chaque jour que « le traitement le fatigue. » Il faut en tenir compte et modifier l'intervention manuelle de façon qu'elle soit stimulante, sans fatiguer un malade dont les forces sont déjà déprimées. La moindre douleur, éveillée localement ou par réflexe, doit être de suite combattue par les manipulations calmantes. C'est dans ce cas que le tremblemant rend des services notables ; mais, traiter un individu atteint de ce genre de neurasthénie par le massage vibratoire exclusivement est une erreur. Nous savons, en effet, que cette manipulation comme les vibrations ne doivent et ne peuvent pas être continuées trop longtemps ; on fera donc bien d'intercaler des effleurages, plus ou moins profonds, dirigés, de préférence, dans le sens centrifuge.

Dans cette forme de neurasthénie c'est la gymnastique qut doit primer le massage ; dans la forme myasthénique que nous allons étudier maintenant, c'est le contraire.

L'*hypertension artérielle* atteint, de préférence, les neurasthéniques arthritiques et artério-scléreux. Le malade, qui frise généralement la cinquantaine, présente des troubles rénaux ; il est faible d'esprit, impressionnable, irrité, ses membres sont courbaturés (asthénie musculaire).

On l'appelle neurasthénique *médullaire* ou myasthénique. Auto-intoxiqué par les aliments, parce qu'il mange trop, il faut lui imposer un régime alimentaire sévère, à base lacto-végétarienne, en éliminant les viandes noires, surtout faisandées et tout ce qui est indigeste, pour éviter l'accumulation de toxines.

Ce n'est pas assez de prescrire le repos absolu dans ce cas-ci ; il faut de l'*exercice* et, comme le malade ne peut guère faire ces exercices spontanément, il doit être massé pour activer ses combustions, sans trop de fatigue. On ne peut non plus l'autoriser à faire du sport ; il ne doit pas encore marcher beaucoup, parce qu'il éprouve de la fatigue même le matin, au réveil après avoir bien dormi. Si l'on associe au traitement manuel l'hydrothérapie, il ne faut pas se servir d'eau froide mais se rappeler que c'est de l'hydrothérapie *chaude* qui convient aux arthritiques. Si l'individu est goutteux, on défend absolument le traitement hydrothérapique en usant de prudence même pour les bains de propreté.

Le traitement manuel doit être soutenu et continué pendant très longtemps, durant des mois, et repris de temps à autre. Entreprendre le traitement manuel pour peu de temps c'est décourager l'opérateur et ne rendre aucun service au malade.

AFFECTIONS VISCÉRALES

Le massage abdominal.

Rendez-vous d'abord bien compte de ce que vous voulez obtenir par le traitement manuel que je suppose *indiqué.*

Le massage abdominal peut, en effet, être :

A. *Superficiel et léger.*

I. *Calmant.*

1° Effleurage.

2° Tremblement.

II. *Stimulant.*

1° Percussion pointée ;

2° Grattage.

B. *Profond et fort.*

I. *Calmant.*

1° Effleurage profond ;

2° Vibration profonde.

II. *Stimulant.*

1° Pétrissage ;

2° Foulage transversal.

Supposons un cas d'*atonie intestinale* sans lésion organique. Elle est le résultat de la coprostase prolongée de l'irritation continuelle par des purgatifs aussi répétés qu'inefficaces.

Les fermentations intestinales irritent la muqueuse et provoquent une auto-intoxication stercorale, contre laquelle le foie, déjà peut-être insuffisant, n'est plus capable de lutter.

Un régime irrationel, la vie sédentaire, le manque d'assez exercice, les purgatifs fréquents sont la cause.

Le massage bien fait guérit presque toujours cette affection.

Manuel opèratoire

A. *Massage.* — 1° *Effleurage circulaire*, qui influence la sangle abdominale et prépare l'intestin à une intervention plus énergique. On commence, en effet, par l'effleurage proprement dit pour procéder ensuite à l'*effleurage profond.* Pendant cette manipulation on cherche à découvrir les points atones de l'intestin ;

2° *Pétrissage par « pression glissante »*, qui agit et sur la paroi et sur l'intestin ;

3° *Pétrissage ordinaire* de la paroi et transversalement par rapport au gros intestin ;

4° *Pétrissage et effleurage réunis*, ou, ce qui revient au même, l'*écrasement*, contre un fond résistant et de préférence le squelette, là où cela est possible ;

5° *Foulage* transversal de tout le paquet intestinal en même temps que de la paroi ;

6° *Tremblement* ou *vibration* de la poche stomacale ou de différentes parties du gros intestin et de tout le paquet intestinal ;

7° *Vibration* du plexus cœliaque et du plexus splanchnique.

B. *Mouvements de gymnastique médicale, destinés à fortifier la sangle abdominale* :

1° Redressement du tronc avec appui sur les jambes, le sujet étant couché ;

2° Circumduction du tronc, dans l'attitude « aile-fourche-debout. »

Si le sujet est affaibli, il peut s'asseoir pour faire ce mouvement, ainsi que la torsion du tronc et la flexion du tronc en avant. *Couché*, il peut faire avec avantage : Circumduction des jambes ; flexion et extension des jambes ; pression de la jambe en bas, avec légère résistance opposée par une personne de son entourage ;

3° Marche sur place, en soulevant bien les genoux, dans l'attitude « aile-fourche-debout » ;

4° Inspirations profondes et expirations prolongées, en soulevant les bras, dans l'attitude « fourche-debout » ;

5° L'attitude « développé-debout », prise des deux côtés, aurait une influence favorable sur les fonctions hépatiques et spécialement sur la sécrétion biliaire ;

6° Fourche, les mains appliquées sur le ventre, les pouces dirigés vers le rebord costal, les autres doigts écartés.

Flexion du tronc en avant, en comprimant fortement la paroi abdominale avec les mains et en faisant des vibrations profondes ; le sujet fait des inspirations profondes dans le redressement et des expirations énergiques dans la flexion ;

7° Suspendu. Ecartement des jambes ; flexion des cuisses ;

8° *Gymnastique rectale*, d'après *Phoebus* et *Nebel* (voyez Le massage abdominal par de Frumerie, Paris 1903).

Cet exercice est souvent très utile. Il ne faut pas oublier que la dernière partie de l'intestin est inaccessible à la main du masseur, qu'elle est très abondamment irriguée et, par conséquent, fort exposée aux congestions, hémorrhoïdes, etc.

Massage direct du foie et des canaux biliaires.

La gymnastique médicale et le massage général, et surtout le massage abdominal, influencent la circulation périphérique aussi bien que la circulation viscérale, et par conséquent, la circulation hépatique. Ces interventions manuelles sont connues déjà de longue date ; la première depuis le commencement du siècle dernier (Ling) ; la seconde a été un peu plus tard pratiquée par Mezger et ses élèves.

Mais le massage direct du foie et des canaux biliaires n'avait jamais été fait avant que mon maître, M. le Professeur Gilbert, ne m'en eût inspiré l'idée. Les résultats obtenus à l'Hôpital Broussais pendant la préparation de ma thèse (1900-01) sur ce genre de massage chez un certain nombre de malades, ont montré que l'on peut en tirer profit dans quelques affections hépatiques où les autres remèdes échouent.

Le foie congestionné par une stase veineuse, mais non encore sclérosé, diminue de volume grâce au massage direct, à mesure que la circulation générale et viscérale se régularise.

Dans le diabète par hyperhépatie, nerveuse ou pancréatique, le massage peut moins. Mais dans le diabète par anhépatie, dans la glycosurie alimentaire, le massage hépatique est indiqué, parce qu'il stimule la cellule hépatique, d'où l'augmentation de l'urée, la diminution du sucre et l'amélioration des autres fonctions de l'organe.

Dans la goutte, le massage direct du foie diminue les dépôts d'acide urique.

Dans la congestion passive du foie le massage général comme le massage abdominal sont indiqués, mais il faut user de beaucoup de prudence.

Dans les phases initiales des cirrhoses (hypertrophique, veineuse ou biliaire), le massage direct de l'organe fait diminuer le volume du foie, l'ascite, s'il y en a, se reproduit moins vite, les urines et l'urée augmentent, la tension artérielle s'élève et la sensation de gêne et de pesanteur à l'épigastre et dans l'hypochondre droit diminuent. La cirrhose biliaire s'améliore, de façon passagère, si elle ne guérit pas, et la cirrhose veineuse peut guérir.

Dans l'ictère catarrhal subaigu et prolongé le massage hépatique hâte la guérison, en favorisant la chasse biliaire et en stimulant la cellule hépatique.

La lithiase biliaire au moment des crises de coliques hépatiques ne doit pas être traitée par du massage hépatique, quoique des vibrations prudentes puissent diminuer les douleurs et calmer les spasmes; mais le massage, loin des crises, agit d'une façon prophylactique sur tout l'organisme.

Manipulations. — Effleurage, écrasement, pétrissage, vibrations et compression thoracique et expiratoire.

Indications. — Le massage doit être pratiqué avec beaucoup de prudence, mais, bien fait, il donne de bons résultats :

1° Dans tous les cas où il y a gêne portale persistante, fait démontré par l'*opsiurie* (1) ;

(1) C'est-à-dire retard de l'élimination aqueuse de l'urine, qui, au lieu d'avoir son maximum dans la période digestive, la présente dans la période de jeûne.

a) Congestions passives du foie, d'origine cardiaque ;

b) Cirrhoses veineuses avec ou sans ascite ;

c) Cirrhoses biliaires ;

d) Cirrhoses pigmentaires.

2° Dans les cas où il y a intérêt à faciliter la chasse biliaire ;

a) Lithiase biliaire ;

b) Ictère catarrhal ;

c) Cholémie simple familiale, accompagnée ou non d'hypertrophie hépatique.

3° Dans les affections où l'on peut invoquer des troubles fonctionnels du foie ;

a) Diabète par anhépatie ;

b) Goutte.

Contre-indications. — Le massage direct du foie et des canaux biliaires a entraîné quelques accidents, nés des désordres de la circulation générale (asystolie chez une malade atteinte de cirrhose hypertrophique avec ictère syphilitique ; hémorrhagies gastro-intestinales chez un malade, atteint d'emphysème avec insuffisance tricuspidienne et congestion passive du foie).

Les contre-indications formelles sont :

Le kyste hydatique du foie ;

Les abcès du foie ;

Le cancer du foie ;

Les cirrhoses graisseuses.

Technique du massage. — *Attitude.* Le sujet en décubitus dorsal, les jambes en flexion et en abduction ; les pieds empêchés de glisser. L'opérateur assis à droite du sujet.

L'efflleurage, par lequel on commence, n'agit, dans l'état normal de l'organe, que sur une minime portion du lobe droit et une partie un peu plus grande du lobe gauche du foie.

On le fait au-dessous du rebord costal que l'on suit de près, en agissant dans les deux sens, de droite à gauche et vice-versa, en augmentant la pression au creux épigastrique, là où le foie est le plus accessible.

L'écrasement, qui suit, se fait dans de petits cercles, en se servant surtout de la phalangette des quatre derniers doigts et en invitant le sujet à exécuter de profondes inspirations, ce qui abaisse le foie vers les mains de l'opérateur. C'est surtout pour atteindre la face inférieure du foie que les inspirations profondes sont utiles.

Pour agir sur l'organe tout entier, on a essayé la compression thoracique pendant l'expiration ; elle pourrait peut-être rendre service dans certains cas.

Le pétrissage vient ensuite. On l'exécute par un mouvement de va et vient, combiné avec un mouvement de bascule des deux mains, de la superficie vers la profondeur, quand on agit sur la face antérieure du foie.

Pour pétrir la face inférieure, on plie les doigts, en tournant leurs pulpes en haut, et on les enfonce doucement mais avec une certaine décision sous le rebord costal, en gardant dans l'expiration le terrain gagné pendant la profonde inspiration précédente, afin de pénétrer encore davantage lors de la prochaine inspiration. Arrivé assez profondément, l'opérateur déplace ses mains successivement de droite à gauche et de gauche à droite, en pétrissant.

En plongeant bien doucement ses doigts recourbés, les pulpes dirigées en haut, au point d'insertion du bord externe du muscle droit antérieur de l'abdomen et le rebord costal, on arrive normalement sur la vésicule biliaire et derrière elle dans le sillon transverse du foie, grande voie d'entrée du sang dans le foie par l'artère hépatique et la veine porte et voie d'issue de la bile par les canaux biliaires.

L'attitude « tombant assis » du sujet, si son état le permet, facilite beaucoup ces manipulations profondes.

C'est par une de ces manœuvres et dans cette attitude, de préférence, que l'on exécute LES VIBRATIONS sur l'organe que l'on veut traiter par le massage, en invitant le malade à ne pas se raidir, mais, au contraire, à bien se laisser aller. Ces vibrations augmentent la sécrétion biliaire.

En cas d'hypertrophie ou de ptose du foie, on se sert de deux autres manipulations, à savoir :

1° La main droite de l'opérateur embrasse l'hypochondre droit, de façon que la taille du sujet, près du rebord inférieur des fausses côtes droites, soit saisie entre le pouce et l'index, le premier appliqué en arrière. On place sa main gauche sur l'épaule droite du sujet, pour contre-balancer l'effort ;

2° Dans le second mouvement, on place ses mains comme pour le palper bi-manuel du rein droit, et immédiatement au-dessous du rebord costal.

Les mains en place, on exécute des oscillations lentes et prudentes, en enfonçant les mains sous le bord antérieur et la face inférieure de la glande hépatique.

Kellgren prétend pouvoir mieux influencer le foie, en massant le flanc, le sujet étant dans le décubitus ventral.

But et effet. — Le massage direct du foie et des canaux biliaires agit :

a) Sur la circulation hépatique viciée, sur le cœur et sur la circulation générale ;

b) Sur la circulation biliaire entravée ;

c) Sur les troubles fonctionnels de la cellule hépatique.

— L'action sur la circulation intra-hépatique se décèle par une diminution de volume du foie ;

L'action sur la circulation générale n'a pas été assez étudiée pour qu'on en puisse tirer une conclusion définitive, mais l'effet est sûrement diurétique ;

L'action sur la circulation portale est démontrée par une diminution certaine de la tension portale, par la cessation de l'opsurie et par une diminution notable de l'organe hypertrophié ;

L'action est, sur la circulation biliaire, cholagogue ;

L'action sur les fonctions du foie est la suivante :

C'est dans l'anhépatie que le massage stimule la cellule hépatique, mais je suis disposé à croire que des recherches ultérieures viendront démontrer son influence favorable sur tous les rôles de la cellule hépatique (biligénique, glycogénique, uréogénique, anti-toxique).

Ce qui est tout particulièrement intéressant, c'est l'effet du massage sur les nerfs. De quelle façon peut-on agir sur les nerfs du foie (pneumogastrique gauche, plexus solaire, fibres du nerf phrénique droit) ? Il n'est pas douteux que l'on ne puisse les exciter à leur source par action manuelle directe sur le plexus solaire ; et à leur terminaison, soit directement par la vibration du hile, soit indirectement par le massage du parenchyme hépatique au milieu duquel les nerfs sont noyés dans les espaces de *Kiernan*.

Maladies chroniques du rein

L'effet du massage général est augmenté considérablement par le traitement local de la région rénale. Là on peut, sans crainte, outre les larges effleurages superficiels et profonds (ici « les frictions à l'alcool » sont indiqués), faire des vibrations douces ; elles facilitent beaucoup le travail du filtre rénal, d'après ce qu'un grand nombre d'expériences ont déjà démontré. Plus de sang passe à travers le rein, *lavant* le filtre rénal.

En cas d'albuminurie prononcée, le traitement mannel serait cependant, d'après *Ekgren*, contre-indiqué.

Notons pourtant que les branches perforantes qui, à travers le carré des lombes, relient la cage veineuse périrénale au réseau veineux sous cutané lombaire permettent de penser que le massage de la région lombaire peut décongestionner notablement, à l'exemple des ventouses scarifiées lombaires, la circulation de la capsule périrénale.

Effet diurétique du massage

Koranyi, le premier je crois, a employé l'expression : « équilibre réno-lymphatique ». C'est cet équilibre que rétablit le massage approprié, en assurant le fonctionnement normal de l'appareil éliminateur de l'organisme.

Cette élimination dépend, en réalité, de deux actes synergiques : *l'épandage lymphatique interstitiel et la sécrétion rénale.*

La lymphe est produite par *filtration*, par *diffusion*, par *osmose* et par *sécrétion.* Ce dernier mode de production, qui n'est pas classique, mais qui a été très étudié dernièrement en France aussi bien qu'à l'étranger, est expliquée par *Lœper* de la manière suivante :

« Dans l'appareil lymphatique, il existe une véritable *glande*, constituée par une infinité de *petits systèmes glandulaires* plongés dans les interstices des tissus. Chacun de ces systèmes est représenté par un capillaire sanguin, qui en est la paroi *filtrante*, une cellule ou un ensemble de cellules qui en sont la partie *sécrétante* et par une fente lymphatique et un capillaire lymphatique qui en sont *le réservoir* et *le canal excréteur*.

Les voies d'excrétion des lymphatiques pour les différents tissus de tout l'organisme se rattachent aux gros troncs veineux et de là se résument et se différencient dans le rein, qui ne fait qu'achever la sélection des produits commencée dans les tissus.

De ces faits il dérive que le massage abdominal et surtout le massage général agissent comme diurétiques. Le travail du rein est, comme nous le savons, compliqué, et, quand cet organe fonctionne mal, on peut, en massant l'abdomen ou tout l'organisme, si la tension sanguine le permet, lui venir en aide d'une façon très active. On sait bien que certains diurétiques irritent le filtre rénal et ne guérissent pas la cause, qui tient au vice de fonctionnement de tous les tissus. Mais la relation intime entre la lymphe élaborée dans les tissus qui se déverse dans les troncs veineux et l'urine qui est élaborée par le rein est moins connue.

Il faut dire : *on doit uriner avec tous les tissus.*

Le seul vrai médicament diurétique, outre le massage et la gymnastique, est un aliment, *le lait*, car il contient le minimum de toxines, et est très facile à digérer, surtout s'il est écrémé.

Affections de l'appareil circulatoire

Massage et cardiopathie.

1° *Massage.* — Ling (1776-1839) déjà connaissait bien l'effet favorable des mouvements raisonnés sur le moteur circulatoire central, le cœur. Mais, le massage n'a été employé dans ce but que depuis une trentaine d'années au plus ; l'idée de cette méthode est certainement d'origine suédoise, et les « médecins-gymnastes » de ce pays s'en occupaient longtemps avant que les médecins y aient donné leur approbation.

Les manipulations du massage du cœur sont : l'*effleurage*, le *tremblement*, la *vibration*, la *percussion pointée*, le *grattage* avec les ongles par-dessous le linge et le *tapotement*. Les cinq premières sont pratiquées sur la région précordiale, la dernière dans la région dorsale. Un massage général, qui, en stimulant « le cœur périphérique », aide l'organe central, combat bien la stase. A ce propos il faut particulièrement signaler le massage abdominal et le pétrissage des membres qui, en favorisant notablement la circulation, soulagent le cœur.

Le traitement est indiqué dans les cas d'asthénie ou d'éréthisme du cœur, les névroses cardiaques, l'asthme cardiaque, les maladies du myocarde et la dilatation de l'hyposystolie et dans l'angine de poitrine, fausse ou vraie. Mais il diffère dans chacune des occurrences, et il importe de bien préciser avant tout ce qu'il faut faire dans chaque cas, stimuler ou calmer, abaisser ou relever la tension sanguine, décongestionner la circulation veineuse ou calmer le système nerveux.

Le traitement manuel agit sur le muscle cardiaque lui-même, sur le système nerveux et sur la circulation (pneumogastrique).

Le but du traitement est toujours de *faciliter le travail du cœur* (1) ; mais l'effet du massage du cœur diffère selon la méthode d'intervention et les manipulations employées.

Le *tapotement du dos*, la *percussion pointée* et le *grattage de la région précardiaque* tonifient le myocarde, augmentent la tension artérielle, raccourcissent la systole et ralentissent et calment le pouls (2), calment la douleur précordiale qui irradie souvent vers l'épaule et descend dans le bras gauche et quelquefois aussi dans le bras droit et dimi-

(1) L'intervention manuelle facilite la circulation dans le système veineux et dans le système capillaire et produit simultanément une meilleure répartition de la masse sanguine dans tout l'organisme.

(2) Astley Levin a noté que le pouls, qui baisse lentement mais constamment pendant une série de séances, monte de nouveau la cure finie.

nuent l'oppression, en ralentissant et en amplifiant la respiration.

Le *tremblement* et l'*effleurage*, même profond, ont un effet contraire aux manipulations sus-mentionnées.

Si l'on pousse les manipulations trop loin ou que l'on continue trop longtemps, il en résulte une dépression qui rend le pouls faible, accéléré et irrégulier ; voilà pourquoi on doit bien se rendre compte de ce que l'on veut obtenir quand le pouls est intermittent, et alors choisir soigneusement le mode d'intervention en se rappelant, que ce n'est nullement la *durée* de l'intervention qu'importe mais *la façon dont on s'y prend.*

Il faut observer, que l'effleurage doit être exécuté avec une certaine vitesse et dirigé vers la périphérie. Cette manipulation a aussi, comme le grattage, une influence directe sur la peau, en excitant les capillaires et les nerfs cutanés ; l'effet indirect est exclusivement de nature nerveuse.

2° *Gymnastique médicale.* — Les mouvements les plus utiles sont ceux que l'on nomme « mouvements circulatoires », c'est-à-dire les *circumductions* (mains, avant-bras, pieds, jambes, tête et tronc) et les *mouvements respiratoires.*

Tous ces mouvements doivent être imprimés par l'opérateur, c'est-à-dire être passifs.

L'on ne permet les mouvements actifs qu'à mesure que l'état s'améliore. On autorise alors le malade à faire lui-même plusieurs fois par jour, avant les repas ou éloignés d'eux : *flexion* et *extension des mains, des coudes et des genoux.*

— Voici quelques explications sur l'effet physiologique des mouvements circulatoires et respiratoires.

Pour les *circumductions*, commençons par la circumduction *des pieds*. Les nombreuses veines superficielles et profondes de la région sont soumises à des allongements et à des raccourcissements successifs ; pendant le premier temps, le sang est pompé des branches périphériques de ces veines, ce qui active la circulation dans les capillaires ; pendant le raccourcissement suivant les veines expriment leur contenu dans le sens centripète et ainsi de suite. Quant à la circulation de *l'épaule* et de la *hanche*, l'accélération de la circulation est d'autant plus considérable, les veines situées dans le voisinage de cette articulation ayant un calibre notable. Il faut aussi observer que les aponévroses, légèrement fixées aux parois des veines, se tendent pendant la circumduction et augmentent, par conséquent, le mouvement de pompe aspirante sus-mentionnée par élargissement du calibre.

La circumduction *de la tête* facilite beaucoup la circulation, en raison du volume des troncs vasculaires du cou et de la tête. Mais, ces circumductions ne doivent pas avoir une grande étendue ni être continuées longtemps, surtout au début du traitement, parce qu'elles provoquent facilement des étourdissements et même des syncopes.

Circumduction du *tronc*. Cette circumduction influence surtout la veine cave inférieure, un peu aussi la veine cave supérieure. L'effet est plus grand sur la première, à cause de la plus grande mobilité des vertèbres lombaires que de celles du reste du rachis. Il ne faut cependant pas porter le tronc trop en arrière, ce qui tend trop la sangle abdominale et gêne alors la respiration.

Les mouvements respiratoires. — Ces mouvements augmentent l'hématose, d'où il suit que l'on doit inviter le malade à respirer le plus profondément possible. Ces mouvements activent aussi la circulation, surtout la petite circulation. Ils agissent également sur la circulation générale, car l'inspiration augmente l'aspiration thoracique, d'où résulte un afflux vers le cœur du sang des veines caves.

Cette aspiration agit aussi sur le canal thoracique et sur tout le système lymphatique.

Au même résultat concourt ce fait que le

muscle principal de la respiration, le diaphragme, élargit la veine cave inférieure, et, en pressant simultanément sur les viscères abdominaux, en exprime le sang veineux.

Voici encore quelques mouvements, qui ont une influence calmante sur la tachycardie avec dyspnée :

Soulèvement de la poitrine et tension de la poitrine, associé aux vibrations.

Massage et varices.

Le sujet est un arthritique nerveux, souvent un goutteux. L'interrogatoire décèle des hémorrhoïdes plus ou moins gênantes, un foie lésé et des placards d'eczéma plus ou moins étendus. Le malade est très sensible aux variations atmosphériques. Les névralgies, le lumbago, la sciatique sont chez lui fréquentes ; les crampes, surtout nocturnes, dans les jambes et les pieds, s'observent à une période assez avancée des varices, sans compter l'œdème prononcé aux chevilles. Il y a une turgescence modérée des veines sous-cutanées du côté interne du cou-de-pied ; des étoiles variqueuses dessinent sous la peau de fines arborisations.

C'est là le cas habituel chez l'adulte variqueux, quand la dilatation veineuse est devenue permanente.

Mais on rencontre des jeunes gens dont les parois veineuses ont une minceur extrême, d'où résulte une diminution d'élasticité, provoquant l'ectasie veineuse. Ce sont des rejetons d'arthritiques. Il n'est pas du tout étonnant, que cet état coïncide avec une faiblesse générale, laxité articulaire et atonie stomacale et intestinale. Tous ces troubles sont, cependant, curables, quoiqu'ils demandent une assez longue durée de soins rationnels. Voilà où le traitement manuel demande une délicatesse extrême et un tact exquis.

Le traitement manuel seul n'aboutit, cependant, à rien ; il faut l'associer à une hygiène raisonnée et sévère, sans écarts.

Pour bien régler l'hygiène il faut, que le médecin considère la condition sociale et les occupations journalières de son client.

On peut, en règle générale, dire que l'ouvrier variqueux, qui travaille debout et se fatigue, ne peut pas guérir ; son état doit fatalement s'aggraver. Les gens du monde, atteints de cette infirmité, peuvent au contraire, réduire le mal au minimum, en le traitant à fond et sérieusement.

Prenons, comme type, un cas de varices de moyen degré.

Il faut alors proscrire :

La station debout prolongée, sur place, associée aux efforts musculaires et surtout à l'élévation sur la pointe des pieds ; on sait que cette combinaison est très défavorable au libre cours du sang veineux ; recommandation spécialement importante pour la femme pendant les périodes menstruelles et surtout en cas de grossesse ;

La marche en montant et en descendant des côtes raides et des escaliers, surtout avec de lourds fardeaux ;

La station assise prolongée dans une attitude forcée (théâtre, chemin de fer, voiture), surtout sur un siège chaud et mou ; le mieux pour les hémorrhoïdaires c'est le siège canné ;

La coprostase ; combattre énergiquement la constipation, non par les médicaments, mais par une nourriture appropriée et de grands lavages de temps à autre pour nettoyer l'intestin à fond ;

L'escrime.

La marche modérée sur un terrain uni ne fait que du bien aux variqueux, parce que « le cœur veineux plantaire » de *Lejars* fonctionne plus activement. On recommandera la marche physiologique » de *Chiaïs* (Voyez la gymnastique de chambre sans appareils, par de Frumerie, Paris, 1903), aux gens qui se donnent la peine de l'étudier.

La marche ne doit, cependant, jamais se faire à une allure forcée, ni être trop prolongé et moins encore être poussée jusqu'à la fatigue.

La bicyclette sur une bonne selle, sans trop longues courses ; l'équitation, sur un cheval aux mouvements modérés, et en intercalant entre la marche au pas et au galop le trot anglais, sont des exercices tout indiqués.

Une question qui se pose naturellement est la suivante :

Faut-il doubler de moyens artificiels de maintien (bandes, bas varices etc.) les faibles tissus des variqueux ?

Les canaux élastiques, que forment les veines, se trouvent entourés par des masses musculaires qui, en se contractant, changent de forme et de consistance, et, par conséquent, font varier la tension intra-vasculaire. De ces conditions dérive la difficulté de trouver un bon moyen de maintien pour un membre variqueux.

Ne prescrivez aux personnes soigneuses et qui peuvent se traiter à temps aucun maintien artificiel permanent, mais appliquez avant les fatigues prévues — *vous-même* pour les premières fois — des bandes de *crêpe Velpeau*, d'environ 7 centimètres de largeur.

Pour les personnes qui font un travail fatigant debout, on est obligé de prescrire des bas élastiques.

Mais, il faut bien dire au client de ne pas appliquer bandes et bas en permanence ; qu'il les réserve pour les moments de fatigue.

Le malade doit, aussi souvent qu'il le peut, allonger ses jambes, en plaçant les pieds plus haut que le siège. Cette position facilite, nécessairement, le retour du sang veineux au cœur, surtout quand les valvules, avec l'âge, ont diminué de nombre dans les membres inférieurs,

La nuit il faut dormir dans la même position et avoir la tête basse, s'il le peut, mais surtout placer les pieds au-dessus du plan du siège. Le mieux est de glisser, du côté des pieds, un matelas cunéiforme sous le matelas ordinaire, qui doit être dur et uni.

Avant d'appliquer la bande ou le bas, soulevez pendant quelques minutes les jambes, jusqu'à ce qu'elles pâlissent.

Quand on est obligé de commander des bas à varices, il ne faut pas prendre la mesure sur un membre atrophié, ni sur une jambe très œdématiée par la station debout ou la fatigue. En procédant ainsi, il n'est pas étonnant que le malade supporte mal le bas. Il faut aussi s'assurer que le bas serre à l'endroit variqueux et non en haut et en bas, ce qui arrive souvent. Quand le bas ne s'applique plus bien, on ne doit pas tarder à le changer contre un nouveau. Un mauvais bas est pire que rien !

A quel moment faut-il arriver au maintien artificiel des membres variqueux?

On sait que l'affection débute par des varices profondes, et que les varices externes et visibles appartiennent à une période ultérieure. A ce moment, quand la paroi des veines cède et se transforme, un soutien artificiel est indispensable. Mais, il faut que le sujet s'y habitue graduellement.

— Quand le client comprend et est bien disposé à suivre ces conseils, on peut commencer le traitement manuel.

On débute par du massage abdominal et on continue par de larges effleurages cruraux. Ces effleurages doivent, au début, être on ne peut plus délicats, et toucher à peine à l'endroit variqueux. C'est seulement à mesure que la sensibilité s'émousse, que l'on procède aux effleurages profonds.

— Les causes qui peuvent entraver la régularité du courant veineux proviennent de *l'état de la paroi vasculaire* et du *cours du sang*.

On peut, en effet, accuser :

La gêne de la nutrition par *la stase* ;

L'infiltration de sérosité qui gêne les cellules ;

La stagnation des déchets qui intoxique les tissus.

— Une des questions les plus discutées est le traitement manuel des phlébites. La médecine est à peu près impuissante et se borne à ordonner le repos le plus absolu. Le malade sort de là ankylosé, œdématié, amyotrophié et variqueux, avec la seule consolation de se dire qu'il a évité l'embolie. L'intervention chirurgicale est limitée, et ses résultats ne sont pas souvent brillants. Alors, *doit-on masser une phlébite ?*

Pour la phlébite variqueuse, la réponse est, certainement, *non ;* et pour une phlébite ordinaire il ne faut, sous aucun prétexte, intervenir avant que le sujet ne soit apyrétique, que l'œdème n'ait diminué, que la douleur ne se soit émoussée et qu'un temps d'environ cinq à six semaines ne se soit écoulé. Il faut être absolument sûr que le caillot s'est bien organisé et que l'infection a disparu. Une vingtaine de jours selon *Vaquez,* est un minimum, dont on ne devra se contenter qu'exceptionnellement.

Ainsi compris, exécuté à temps, le traitement manuel est tout indiqué pour accélérer la formation de la *circulation collatérale* qui doit suppléer la veine thrombosée. Le traitement agit *directement* sur les terminaisons des nerfs sensitifs et sur l'élément contractile des muscles, et par *réflexe,* sur les vasomoteurs, en influençant les fibres lisses des parois veineuses.

On empêche aussi de cette façon la raideur articulaire ; il faut, en effet, soigneusement et de bonne heure s'occuper des articulations, c'est-à-dire aussitôt que le mouvement du membre n'est plus douloureux.

La sensation de lourdeur, de fatigue et finalement de douleur dans les membres disparaît ainsi, en même temps que l'œdème s'élimine par les urines, dont le taux augmente.

Nous ne pensons pas que la privation de chlorures, qui, depuis quelque temps, guérit tout, puisse prétendre primer le massage en cette matière.

Il faut, enfin, que l'opérateur s'occupe de l'etat général du patient.

L'état arthritique semble bien comporter des *lésions rhumatismales de la paroi veineuse ou des nerfs vaso-moteurs*, qui provoque également le spasme de la paroi (*Rendu*). La vitalité de la veine peut, en effet, être attaquée par certaines influences nerveuses, les diathèses individuelles ou les infections de diverses natures. La veine se ressent de l'influence nocive des déchets et des toxines que charrie le sang veineux.

— On commence le traitement manuel par des effleurages tout à fait superficiels et sur le linge ; on ne procède, qu'au bout de quelques jours, à l'effleurage profond et beaucoup plus tard au pétrissage et aux mouvements passifs. Tout à fait exceptionnellement, il peut être favorable de masser sur la peau même ; alors on se sert d'un corps gras absolument neutre (de l'huile de vaseline, par exemple, mais non de vaseline ordinaire). Ne touchez pas, pour commencer, l'endroit de la phlébite, mais faites l'effleurage de l'entourage, et insistez spécialement sur le massage de l'abdomen, en contrôlant, de temps à autre, l'état du pouls, tout particulièrement par rapport à la tension artérielle (Voyez *Le massage abdominal*, par *de Frumerie*, Paris, 1903).

Avant d'autoriser le malade à se lever, appliquez, *vous-même*, une bande de *Crêpe Velpeau* autour du membre, le pied y compris et en serrant de moins en moins vers le haut, mais en dépassant le niveau du foyer phlébitique. Les premières fois, le malade fera à peine quelques pas et il ne devra naturellement pas rester debout sur place, ni même assis trop longtemps.

— Le traitement manuel, bien compris et associé aux bains, rend aussi service dans la *phlébalgie simple*, nom donné à un état douloureux qui précède quelquefois et suit souvent la phlébite ou qui est l'apanage des névropathes, aux veines irritables. *Hannequin* (de Bagnoles-de-l'Orne) insiste sur ce que la veine, dans ces cas, n'est qu'irritée mais non altérée, et que la douleur est provoquée par la congestion et les névralgies, dépendant de la diathèse neuro-arthritique.

Le volume de la veine est généralement augmenté, elle est tendue et rénitente.

La manipulation indiquée, est l'effleurage léger *sur les veines douloureuses même*, de bas en haut et de haut en bas, moindre sur l'entourage. Voilà un procédé tout à fait différent du traitement des phlébites, où l'on évite, surtout pendant les premières séances, la veine thrombosée.

L'effleurage fait disparaître les effets immédiats de l'inflammation veineuse, la douleur et les exsudats inflammatoires épanchés dans les parois vasculaires elles-mêmes.

Si l'endroit est très sensible au toucher, on commence par des tremblements qui sûrement amènent l'anesthésie. Le soulagement est souvent précédé d'une sensation de détente générale dans le membre, comparable à la détente que l'opérateur observe en massant un sein pour faciliter le sevrage.

Les bains à 34° et d'un quart d'heure de durée, pris tous les deux jours avant le coucher, doivent être prescrits par série de 12. Il est favorable de mettre un peu de gros sel (1 kilo) et quelques grammes de gélatine de Paris (20 gr.) bien dissoute dans le bain (*Censier*).

Le massage et le bain se complètent d'une façon heureuse et font disparaître la douleur, d'abord pour quelques heures et finalement, au bout de quelques temps, complètement.

— Mais le massage n'est pas dépourvu d'influence sur *les ulcères variqueux* ; j'en ai fait cicatriser par le traitement manuel des cas tout à fait rebelles. (Voyez, entres autres, une observation relatée dans la *Revue de Cinésie*, 1902, n° 5).

Il ne suffit pas de masser quelques minutes par jour autour de l'ulcère ; il faut faire un massage abdominal consécutif et des mouvements qui chassent le sang des membres vers les autres parties du corps. Il ne faut pas oublier que l'existence d'ulcères dénote une mauvaise circulation générale, des troubles trophiques, et qu'il faut combattre énergiquement toutes les défectuosités si l'on veut obtenir une cicatrisation durable de l'ulcère.

Les états généraux

Le massage général est indiqué dans un grand nombre de maladies générales et constitutionnelles, comme :

La faiblesse générale et le surmenage ;

La convalescence des maladies graves ;

L'anémie et la chlorose ;

Diverses névroses ;

Certaines affections chroniques du rein ;

L'obésité et l'inactivité ;

Le rhumatisme musculaire ;

Le diabète ;

La goutte ; et, en général, dans toutes les affections où il il y a un ralentissement de la nutrition (arthritisme).

La convalescence.

Le massage agit contre la dénutrition en *relevant le taux des échanges nutritifs*, parce qu'il favorise l'assimilation et l'oxydation complète des déchets organiques.

Par ce relèvement des actes nutritifs il combat l'intoxication *en facilitant l'oxydation des principes toxiques* et amène leur élimination en favorisant les circulations locales, la circulation générale et la perméabilité rénale.

Le massage satisfait donc aux deux conditions essentielles exigées chez un convalescent. Mais, au début, après une fièvre éruptive, on ne doit pas l'employer immédiatement de peur d'irriter un tégument externe encore trop délicat. Après les maladies générales, la peau — ce tégument dont l'intégrité est une condition *sine quâ non* pour le traitement manuel — est dans un état de moindre résistance ; elle cultive trop bien les microbes de la suppuration qui ne manqueraient pas d'y trouver une porte d'entrée à l'infection, une « effraction tégumentaire ». Une veine pourrait aussi sous l'influence d'un massage trop actif à cette époque amorcer la thrombose. Voilà pourquoi on ne fait au début que de l'*effleurage* après antisepsie de la peau. On comprend le grand avantage du massage sur le linge dans cette occurrence.

Mais plus tard il faut fortifier tout l'organisme et surtout l'appareil locomoteur avec du massage, même si la convalescence *traîne* (après fièvre typhoïde, diphtérie, grippe, angine, etc.).

Dans *la convalescence normale* le massage, entrepris au bout de quelque temps, hâte beaucoup le retour des forces.

L'arthritisme. — Migraine.

Massage général et abdominal, tous les jours pour commencer ; exercices de gymnastique de chambre ou exercices corporels à l'extérieur (équitation, cyclisme, marche, canotage, escrime, etc.), associés à un régime où la sobriété prime tout.

Le traitement manuel de la migraine ne doit donc nullement se limiter au massage de la tête (voyez les pages 97 et 114), mais comprendre le massage général et surtout abdominal et se compléter par des mouvements de gymnastique médicale.

Goutte.

Comme maladie dont l'étiologie surtout dépend de troubles de la nutrition, la goutte est améliorée par le traitement manuel.

Parmi les nombreuses théories proposées pour la pathogénie de la goutte, il en est une qui incrimine l'insuffisance fonctionnelle du foie, de laquelle découlerait une surproduction de l'acide urique et son accumulation dans le sang. C'est en se basant sur cette théorie que l'on peut préconiser le massage du foie, qui ici, comme dans le diabète par anhépathie, tendrait à réaliser une excitation des fonctions du foie et, par suite, à diminuer l'apport excessif d'acide urique, en augmentant en même même temps l'urée. Outre cela, le massage direct du foie pourrait utilement intervenir contre certaines poussées congestives, frappant le foie au cours de la goutte.

Mais, *il ne fautpas masser pendant la crise.* Une fois seulement l'accès passé, intervenez pour empêcher une rechute et continuez le traitement LONGTEMPS. Il faut de la patience chez l'opérateur aussi bien que chez le malade ! Attaquez alors *prudemment*, par l'écrasement et les vibrations, les *tophi.*

Rhumatisme.

Personne ne peut définir ce que c'est que le rhumatisme. Mais le traitement manuel l'influence d'une façon favorable. Tout dépend de l'ancienneté des douleurs ». Une lésion récente cesse en quelques séances, et le massage dissipe et les douleurs et la gêne fonctionnelle. Mais, si des semaines ont passé, alors la guérision se fait attendre.

Je suis porté à croire que des troubles circulatoires et nutritifs spécialement dans les muscles malades, sont à incriminer comme étiologie.

Bientôt, une main exercée sent très distinctement que le muscle n'est pas comme les autres — il est comme *empâté*. Et l'affection intéresse aussi les aponévroses (*Bum*, *Poirier*). L'atrophie est combattue par le massage comme toujours, après plus ou moins longtemps ; alors le pétrissage et le tapotement sont les manipulations de choix.

Diabète

D'après *Finkler* et *Brochhaus*, grâce au massage général, accompagné de mouvements strictement passifs, la polyurie et, après quelques séances, la glycosurie diminuent, le poids du malade augmente et les transpirations deviennent moins abondantes. C'est surtout le diabétique adipeux qui profite du traitement manuel. Mais, il faut bien veiller à l'intégrité de la peau, très sensible chez le diabétique.

(Voyez, en outre, la page 129 et suivantes).

Obésité

Il faut bien distinguer :

I. — Les obèses malades.

II. — Les obèses bien portants.

I. Les obèses malades sont :

a) Sanguins ;

b) Lymphatiques.

a) *Les sanguins* sont des sujets vigoureux, faisant trop peu d'exercice, mangeant beaucoup et qui brûlent incomplètement leurs matériaux nutritifs.

Ils sont soumis à ce que l'on appelle la diathèse urique avec insuffisante oxydation des produits azotés.

b) *Les lymphatiques*, cardiaques, anémiques ou chlorotiques, mangent peu et sont continuellement souffrants, et pourtant ils grossissent rapidement et sans raison. Ils ont de la diminution du nombre de leurs globules sanguins, de la diathèse hyperacide avec de l'acide lactique libre.

II. Les obèses bien portants sont généralement des mondains qui ne sortent qu'en voiture et s'épargnent toute fatigue.

— Les exercices et la marche en terrain accidenté congestionnent les sanguins et fatiguent les lymphatiques ; ils s'exposent en outre au refroidissement, à la pneumonie, dangereuse chez des malades, dont le cœur, surchargé de graisse, fonctionne mal.

Le massage avec des mouvements passifs est alors indiqué.

Sous son influence, on observera vite une augmentation des urines, de l'augmentation de l'élimination de l'urée et des urates ; le coëfficient d'oxydation se relève, la teneur en acide urique diminue.

— Des expériences récentes (hiver de 1901-1902) ont montré que l'eau, l'onguent, le savon « pour maigrir » (tous à base de iodure de sodium ou de potassium, et quelquefois de fiel) :

Ramollissent les tissus ;

Font tomber les seins ! et sont quelquefois suivis de symptômes d'ïodisme (sécheresse de la gorge, larmoiement, coryza, acné, même furoncles, augmentation anormale de l'appétit (boulemie), ivresse ou hébétude, somnolence, anaphrodisie, etc.) ;

Rendent les mains de l'opérateur dures.

Chloro-anémie

Af Kleen et *Weir-Mitchell* ont fait ressortir l'influence du massage général sur l'anémie et la chlorose. L'hémoglobine augmente. Très important ici est le massage abdominal.

Ces résultats ne sont, cependant, pas obtenus après quelques séances; il faut un assez long traitement. C'est pourquoi quelques auteurs en massage ont prétendu que l'intervention manuelle n'a aucune influence sur ces affections.

L'opérateur doit bien se garder de déprimer les forces de ces malades ; il employera beaucoup de manipulations stimulantes en procédant, cependant, avec grande douceur.

Inutile d'insister sur l'avantage d'associer le traitement manuel aux exercices corporels, en plein air sans surmenage, — pas de vrai SPORT ! — dans une localité qui corresponde aux besoins de l'individu et à un régime rationnel.

LE MASSAGE EN THÉRAPEUTIQUE CUTANÉE (1)

Indications. — 1° Remédier aux épaississements, faciliter la résorption des produits des

(1) Voyez *Beauchef*, Thèse de Paris, 1903.

inflammations chroniques de la peau (eczémas chroniques, œdèmes chroniques, bouffissure de la face, éléphantiasis, lichénifications).

2° Exciter la sécrétion et faciliter l'excrétion dans les affections des glandes sébacées (séborrhées, etc.), et des glandes sudoripares (anhydrose, dyshydrose, etc.) ;

3° Combattre les troubles circulatoires (ulcères variqueux, télangiectasie, etc.) ;

4° Lutter contre le prurit (prurigo, prurits, psoriasis, eczéma, etc.) ou contre la douleur (ulcères variqueux, névrites traumatiques, etc.) ; dans les prurits, l'eczéma et autres réactions cutanées symptomatiques d'autointoxications diverses, le massage aura aussi à intervenir au point de vue de l'état général.

5° Améliorer les troubles trophiques (ulcères variqueux, sclérodermie généralisée, morphée, etc.) ou même lutter contre les troubles de la pigmentation cutanée (vitiligo, etc.) :

6° Peut-être réveiller la vitalité des zones glabres dans certaines formes de pelade.

Contre-indications.— Inflammations aiguës étendues ;

Dermatoses bulleuses ;

Dermatoses nettement parasitaires ;

Dermatites aiguës, dues à une infection générale ou locale.

Manipulations. — Effleurage ordinaire et profond ;

Ecrasement, spécialement utile pour diviser les petits vaisseaux néoformés) ;

Pétrissage et pincement ; ce dernier est une manipulation spéciale à la peau ;

Vibrations ;

Mouvements passifs et actifs sans ou avec résistance.

N. B. Ne pas oublier la direction des plis de la peau et des fibres musculaires, surtout celles des peauciers, quand on masse.

Effets physiologiques. — 1° Le massage débarasse la peau des débris des cellules épidermiques en desquamation et des souillures qui l'encombrent ; lui rend ainsi sa souplesse, facilite l'absorption et désobstrue les conduits excréteurs des glandes cutanées.

2° Il active manifestement la circulation sanguine et lymphatique de la peau, met les matériaux nutritifs en plus intime contact avec les éléments anatomiques, facilitant ainsi les échanges ; provoque une active phagocytose.

3° Il élève la température locale.

4° Il facilite la résorption des liquides épanchés.

5° Il possède une action propre sur l'élément cellulaire, est capable d'activer leur développement et leur multiplication et par ce fait de jouer un rôle important dans la réparation de l'épiderme (action kératoplastique).

6° Il favorise l'excrétion des produits des glandes et excite leur sécrétion, en augmentant la quantité des excreta spécifiques mais encore et surtout la quantité d'eau éliminée.

7° Il possède une action remarquable sur les terminaisons nerveuses de la peau ; il peut produire l'anesthésie des filets sensitifs, exciter les filets moteurs, vaso-moteurs et trophiques, et ainsi avoir une action réflexe sur le système nerveux tout entier.

8° Il peut favoriser l'absorption des principes actifs de certains médicaments (sérum, injections médicamenteuses.)

Doit-on conseiller le massage cosmétique ?

Les plis de la peau se forment dans la partie la plus superficielle, dans l'épiderme :

1° par contraction musculaire, là où la peau est plus ou moins adhérente aux tissus profonds, d'une façon constante ou temporaire ;

2° Après l'amaigrissement ou après une distension prolongée (grossesse, tumeurs abdominales), ou à l'approche de la vieillesse, comme conséquence de la diminution de volume des parties sous-jacentes, ou par défaut d'élasticité de la peau.

Pour bien comprendre ce que le traitement manuel est à même de faire pour rendre à la peau son apparence normale, il faut se rappeler les notions anatomiques suivantes.

Au cou et à la face la peau est doublée des muscles peauciers ; sur tout le reste du corps elle l'est d'une couche de tissu conjonctif qui s'épanouit en un *fascia superficialis*. Dans les mailles du tissu conjonctif est renfermé du tissu adipeux, qui forme des prolongements dans les alvéoles de la face profonde de la peau. Dans les endroits où la face profonde de la peau envoie des prolongements dans la profondeur, aux aponévroses d'enveloppe des muscles, la peau devient plus ou moins adhérente.

Aux paupières le tissu adipeux manque complètement.

Ce genre de massage peut donner des résultats s'il est exécuté par un individu pourvu de connaissances anatomiques et exécuté d'une façon rationnelle et suivie.

Traitement manuel et hydrothérapique des alopécies.

Il est certaines parties de la pathologie dont trop de charlatans font encore leur domaine, telles :

1° La chute des cheveux ;

2° Les rides de la peau et spécialement de la figure ;

4° Les anomalies des seins de la femme au point de vue de la lactation, etc.

Il n'y a pas bien longtemps que la massothérapie, thérapeutique tout à fait indiquée et efficace dans ces affections, était mal vue des médecins et tombée dans le même discrédit. La science a fini par adopter le traitement manuel, avec trop de restrictions encore, il est vrai, mais enfin cette conquête rendra bientôt, je l'espère, impossible, le travail obscur des rebouteurs, masseurs, masseuses, etc. On arrivera à un massage basé sur des données scientifiques, et l'opérateur sera un individu qui a étudié son métier, devenu une partie intégrale et importante de l'art de guérir.

C'est dans cette intention que je publie cet article sur le traitement manuel et hydrothérapique de la calvitie.

Depuis longtemps j'ai observé, en appliquant le traitement manuel contre les névralgies cervicales, éveillées par des indurations musculaires et aponévrotiques dans les tissus cervicaux, que *les cheveux reprenaient leur vigueur et tombaient même moins après la cessation des douleurs*. Et ceci non seulement par le massage du cuir chevelu surtout le long des terminaisons nerveuses des différentes branches des nerfs périphériques de la tête (grand et petit nerfs occipitaux, branche mastoïdienne du plexus cervical superficiel, nerf auriculo-temporal, nerf sus-orbitaire, nerf frontal interne), mais aussi par des mouvements de gymnastique médicale, qui influencent l'irrigation de la tête.

Si les douleurs névralgiques sont plus prononcées d'un côté de la tête que de l'autre, on peut être sûr que la chevelure du côté malade est moins fournie que du côté correspondant.

Mais ce traitement seul ne saurait être regardé comme une méthode thérapeutique contre la chute des cheveux.

Les clients se font faire, pour la plupart, la toilette de la tête chez leur coiffeur ; quelques-uns seulement se lavent la tête chez eux.

Le résultat de ce lavage est, en général mauvais. Chez le coiffeur les liquides avec lesquels est fait le « schampoing, » ne sont pas toujours de nature à décrasser le cuir chevelu, et moins encore les cheveux ; et c'est surtout le cas chez les femmes.

Il n'y a, cependant, pas que le lavage qui laisse à désirer, mais encore le *séchage* qui est fait d'une façon nuisible à la chevelure, parce qu'il est fait sur des plaques chaudes ou dans des appareils en tôle ou cuivre, chauffés au gaz, ce qui abîme beaucoup les cheveux.

Le lavage chez soi amène quelques inconvénients : l'on n'enlève qu'imparfaitement l'élément savonneux, et l'on laisse sécher le plus souvent les cheveux à l'air, ce qui refroidit la tête et peut éveiller des névralgies chez les arthritiques. On ne peut pas bien se laver la tête soi-même, surtout la femme.

C'est encore une manœuvre très nuisible que le nettoyage au peigne fin. Cet instrument irrite et blesse facilement le cuir chevelu et arrrache les cheveux.

Ai-je encore besoin d'insister sur le danger des brosses, peignes, etc., du coiffeur, qui sont de vrais milieux de culture pour toute espèce de microbes et de champignons et propagent à plaisir les maladies d'un client à l'autre ?

Il n'est donc que très naturel d'attribuer à des lavages mal faits de la tête les défauts de réussite du massage contre la chute des cheveux. Il serait donc utile que le médecin pût le faire faire sous ses yeux, avec toutes les garanties.

On ne massera donc qu'après avoir fait faire un nettoyage complet de la tête et des cheveux et un séchage avec des serviettes chaudes uniquement.

On fait les lavages tous les huit, dix ou quinze jours, selon l'intensité de la séborrhée que l'on constate.

La cure de six à huit semaines finie, on apprend aux malades à se faire laver la tête une fois par mois, en se servant de savon neutre ou glycériné, et de *bien rincer les cheveux*. Faire de préférence ce lavage le soir avant le coucher et se donner le temps de bien essuyer les cheveux.

Si, normalement, les cheveux sont trop secs, on prescrira, après la lavage, une onction avec de la graisse (huile de ricin, d'amandes douces, moelle de bœuf), sur les cheveux.

J'ai souvent observé que les cheveux qui sont secs *avant* le massage reprennent leur état gras naturel *après la séance* d'une façon tout à fait remarquable, rien que sous l'effet du massage.

— Mais, on ne peut, évidemment, pas avoir la prétention d'empêcher, par le massage toutes les alopécies ; cela dépend des causes.

Une calvitie qui dérive de *causes générales* — diathèse arthritique (diabète, goutte, rhumatisme) — diathèse anémique et chlorotique pure

— ou symptomatique, dérivant de maladies en activité, tuberculose (qui parfois, au contraire, amène l'hyperpilisation), syphilis (alopécie en clairière, en couronne) ; ou bien des maladies antérieures — convalescence des maladies générales graves (dothiénentérie, grippe) — ne peut être guérie que par le traitement concomitant de la cause. Mais, il est sûr, que la chevelure reprendra d'autant plus vite, si, en outre, on traite la tête par des lavages rationnels et du massage.

Les *causes locales* offrent encore plus d'intérêt pour l'intervention manuelle et hydrothérapique.

On peut incriminer : la mauvaise hygiène de la tête (lavages irritants, port habituel de calotte, perruques, teintures capillaires, etc.) ; après avoir supprimé la cause, le traitement rationnel provoquera une vraie métamorphose dans l'état de la chevelure.

Sur les dermatoses *parasitaires* ou *microbiennes* (peut-être les séborrhéïdes pityriasiques sont-elles de cette nature (Sabouraud), le traitement manuel n'a naturellement aucune prise, avant que le microbe ne soit détruit. Mais contre les dermatoses *vulgaires* (séborrhéïdes pityriasiques (certains auteurs la considèrent comme tropho-névrotique), séborrhée et contre les dermatoses *tropho-névrotiques* (pelade, pseudo-pelade, lupus érythémateux), le massage aura une certaine action.

N'ayant, jusqu'à présent, qu'une trentaine d'observations — toutes cependant parfaitement concluantes, je ne veux pas encore exposer la technique du massage dont je me sers à propos des mouvements destinés à exciter et à renforcer le cuir chevelu et sa musculature et à stimuler les follicules pileux, en agissant sur l'irrigation aussi bien que sur l'innervation de la tête. Je me réserve d'écrire avec un plus ample informé une étude spéciale.

BIBLIOTHÈQUE NATIONALE R.F. IMPRIMÉS

TABLE DES MATIÈRES

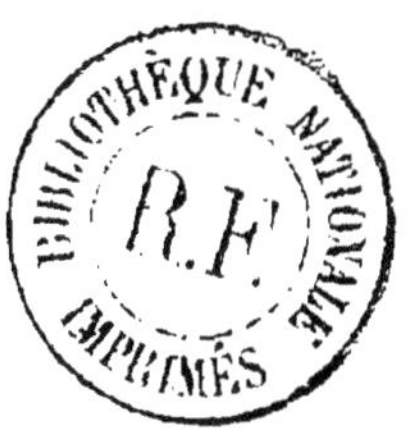
BIBLIOTHÈQUE NATIONALE
R.F.
IMPRIMÉS

IMPRIMERIE F. DEVERDUN, BUZANÇAIS (INDRE)

VIGOT FRÈRES, ÉDITEURS
23, Place de l'Ecole-de-Médecine, PARIS. *Téléph. 814.77*

COURS DE MASSAGE DU D^r^ DE FRUMERIE

I. — *Cours à l'usage des infirmiers et infirmières*

LA PRATIQUE DU MASSAGE

2e ÉDITION ENTIÈREMENT REFONDUE

Un vol. in-18 jésus, avec 31 fig. en simili-gravure. 2 fr.

II. — *Cours à l'usage des sages-femmes*

COURS ACCESSOIRE
DES

SOINS D'ACCOUCHEMENTS

Un vol. in-18 jésus, avec 28 fig. en simili-gravure. 2 fr.

III. — *Cours à l'usage des étudiants en médecine*

DE QUELQUES APERÇUS
SUR

LE TRAITEMENT MANUEL

Leçons faites dans le service de M. le Professeur Gilbert

Un volume in-18 jésus avec 5 figures............ 2 fr.

LE MASSAGE ABDOMINAL

Préface de M. le Professeur Gilbert

Un vol. in-18 jésus avec 8 fig. en simili-gravure.. 2 fr.

LE MASSAGE POUR TOUS

Indications et technique du Massage général

Un vol. in-18 avec 24 figures...... .... 1 fr.

LE MASSAGE DIRECT DU FOIE

ET DES VOIES BILIAIRES

Un volume in-8 avec 4 planches................. 4 fr.

Envoi franco contre mandat postal

VIGOT FRÈRES ÉDITEURS
23, Place de l'Ecole-de-Médecine, PARIS. *Téléph. 814.77*

MANUEL DE LA GARDE MALADE

SOINS GÉNÉRAUX A DONNER AUX MALADES

Par **Eva LUCKES**
Directrice du London Hospital

Traduits sur la troisième édition anglaise

PAR

Me J.-H. CARUCHET — **Dr Félix REGNAULT**
Ancien interne des hôpitaux de Paris

Préface de **Mlle le Dr HAMILTON**

Un vol. in-18 raisin cartonné .... **3 fr. 50**

BULLETIN PROFESSIONNEL

DES

INFIRMIÈRES ET GARDES-MALADES

MENSUEL

PARAISSANT LE 15 DE CHAQUE MOIS

Les demandes d'abonnement et les communications sont reçues à la Librairie **VIGOT FRÈRES, 23, Place de l'Ecole-de-Médecine.**

FRANCE ET COLONIES **2** FR. — ÉTRANGER **2** FR. **50**

LES GARDES-MALADES

CONGRÉGANISTES, MERCENAIRES, AMATEURS OU PROFESSIONNELS

PAR LES

Drs HAMILTON et REGNAULT

Un vol. in-8 écu, avec 64 figures et simili-gravures. **3** francs.

Envoi franco contre mandat postal

VIGOT FRÈRES, Éditeurs, 23, Place de l'École-de-Médecine, PARIS

Manuels de Thérapeutique clinique

Publiés sous la direction de G. LEMOINE
PROFESSEUR DE CLINIQUE MÉDICALE A LA FACULTÉ DE LILLE

THÉRAPEUTIQUE MÉDICALE
ET MÉDECINE JOURNALIÈRE

Par G. LEMOINE
Professeur de clinique médicale à la Faculté de Lille
QUATRIÈME ÉDITION REVUE ET AUGMENTÉE

Un vol. in-8 écu.. **8** francs

ACCOUCHEMENTS
ET
MALADIES DES FEMMES EN COUCHES

PAR

L. GAULARD
Professeur de clinique obstétricale
à la Faculté de Lille

V. BUÉ
Chef de clinique obstétricale
à la Faculté de Lille

Un vol. in-8 écu.. **8** francs

MALADIES SPÉCIALES

Yeux — Nez, Oreilles, Larynx — Bouche et Dents — Peau

PAR

MM. Baudry, Barbe, Baudoin, Béal, Malherbe

Un vol. in-8 écu.. **8** francs

THÉRAPEUTIQUE CHIRURGICALE
ET
CHIRURGIE JOURNALIÈRE

Par G. PHOCAS
Ancien professeur agrégé à la Faculté de Lille
Professeur de clinique chirurgicale à l'Université d'Athènes

Un volume in-8 écu avec figures........................ **8** francs

VIGOT FRÈRES, Éditeurs, 23, place de l'Ecole-de-Médecine, PARIS

TRAITÉ DES URINES

ANALYSE DES URINES

considérée comme un des éléments de diagnostic

PAR

Le Dr E. GÉRARD

Professeur à la Faculté de médecine et de pharmacie de Lille

Un vol. in-18 jésus, cartonné, avec 39 fig. dans le texte et un planche en couleurs........................ 7 franc

TRAITÉ PRATIQUE

DES

Maladies de l'appareil respiratoir

PAR

Le Dr G. CARRIÈRE

Professeur agrégé à la Faculté de médecine de Lille
Chargé du cours de clinique médicale infantile

Un fort volume in-8........................... 15 franc

TECHNIQUE ET INDICATIONS

DES

MÉDICATIONS USUELLES

PAR

G. LEMOINE

Professeur de clinique médicale à la Faculté de Lille
Médecin de l'hôpital Saint-Sauveur

Un volume in-18 cartonné........................... 7 franc

ÉTUDE MÉDICO-LÉGALE

SUR LES

TRAUMATISMES DE L'ŒIL

ET DE SES ANNEXES

PAR

S. BAUDRY

Professeur de clinique ophtalmologique à l'Université de Lille

Un volume in-18 jésus, cartonné, avec figures.......... 5 franc

BIBLIOTHÈQUE NATIONALE IMPRIMÉS

www.ingramcontent.com/pod-product-compliance
Ingram Content Group UK Ltd.
Pitfield, Milton Keynes, MK11 3LW, UK
UKHW020328230726
13925UKWH00002B/693

9 782019 259136